实用临床常见疾病诊断与治疗

洪鹏 徐婷 相文会 王静 薛敬元 吴玉 主编

吉林科学技术出版社

图书在版编目（CIP）数据

实用临床常见疾病诊断与治疗 / 洪鹏等主编. -- 长
春：吉林科学技术出版社，2024.5
ISBN 978-7-5744-1388-7

Ⅰ. ①实… Ⅱ. ①洪… Ⅲ. ①常见病－诊疗 Ⅳ.
①R4

中国国家版本馆 CIP 数据核字(2024)第 102393 号

实用临床常见疾病诊断与治疗

Shiyong Linchuang Changjian Jibing Zhenduan Yu Zhiliao

主　　编　洪　鹏 徐　婷 相文会 王　静 薛敬元 吴　玉
出 版 人　宛　霞
责任编辑　隋云平
封面设计　郭　伟
制　　版　郭　伟
幅面尺寸　185mm×260mm
开　　本　16
字　　数　150 千字
印　　张　10.5
印　　数　1-1500 册
版　　次　2024 年 5 月第 1 版
印　　次　2024 年 12 月第 1 次印刷

出　　版　吉林科学技术出版社
发　　行　吉林科学技术出版社
地　　址　长春市南关区福祉大路 5788 号出版大厦 A 座
邮　　编　130118
发行部电话/传真　0431—81629529　　81629530　　81629531
　　　　　　　　　　81629532　　81629533　　81629534
储运部电话　0431-86059116
编辑部电话　0431-81629510
印　　刷　三河市嵩川印刷有限公司

书　　号　ISBN 978-7-5744-1388-7
定　　价　62.00 元

实用临床常见疾病诊断与治疗

编委会

主　编

洪　鹏　中国人民解放军陆军第九五八医院

徐　婷　聊城市东昌府人民医院

相文会　高唐县人民医院

王　静　肥城市人民医院

薛敬元　天津医科大学总医院

吴　玉　南通市老年康复医院

副主编

韩晓东　天津市第四中心医院

曹单单　天津市第四中心医院

饶　丹　重庆高新区第一人民医院普外科

张慧敏　聊城市人民医院

廖胜杰　龙南市第一人民医院

吕　爽　广州市民政局精神病院

陈隆华　江西省崇义县横水镇卫生院

前　言

　　本书包括临床医疗常见疾病的诊断与治疗，重点阐述了各类疾病诊断在临床医疗中的理论依据，有利于指导学科正确建设合理的临床医学诊疗平台，促进临床疾病诊断与治疗工作的标准化和规范化。本书以内科、外科等科目为主要内容，对呼吸系统、消化系统、心内科、神经系统、普外科等方面进行论述。本书立足实践，内容全面翔实，重点突出，方便阅读，其目的是让广大临床医师把疾病相关诊断和治疗标准与临床实践更好地结合在一起，从而使临床诊断更规范、合理和科学，并最终提高疾病的治愈率。

前 言

目 录

第一章　呼吸内科疾病 ································· 1

　　第一节　慢性阻塞性肺疾病 ······················· 1

　　第二节　支气管扩张 ··························· 8

　　第三节　肺结核 ····························· 14

第二章　心内科疾病 ··························· 25

　　第一节　成年人原发性高血压 ····················· 25

　　第二节　儿童与青少年高血压 ····················· 53

第三章　消化内科疾病 ·························· 62

　　第一节　吞咽困难 ··························· 62

　　第二节　恶心和呕吐 ·························· 67

　　第三节　消化不良 ··························· 69

　　第四节　消化道出血 ·························· 72

第四章　脑血管疾病 ··························· 79

　　第一节　原发性脑出血 ························· 79

　　第二节　短暂性脑缺血发作 ······················ 93

　　第三节　颈动脉粥样硬化 ······················· 99

第五章　肝脏疾病 ··························· 104

　　第一节　肝损伤 ···························· 104

　　第二节　肝衰竭 ···························· 111

　　第三节　原发性肝癌 ························· 116

第六章　乳腺疾病 ··························· 132

目录

第一节　急性乳腺炎 ……………………………… 132

第二节　乳腺癌 …………………………………… 134

第三节　乳腺囊肿 ………………………………… 139

第七章　周围血管疾病 ……………………………… **143**

第一节　下肢静脉曲张 …………………………… 143

第二节　下肢深静脉血栓形成 …………………… 145

第三节　原发性下肢深静脉瓣膜功能不全 ……… 147

参考文献 ………………………………………………**157**

第一章　呼吸内科疾病

第一节　慢性阻塞性肺疾病

慢性阻塞性肺疾病（COPD）是一组以气流受限为特征的肺部疾病，气流受限不完全可逆，呈进行性发展。COPD 是呼吸系统疾病中的常见病和多发病，患病率和病死率均比较高。因肺功能呈进行性减退，故常严重影响患者的劳动力和生活质量。

支气管哮喘也具有气流受限的特点，但支气管哮喘是一种特殊的气道炎症性疾病，其气流受限具有可逆性，它不属于 COPD。某些患者在患病过程中可能会出现慢性支气管炎合并支气管哮喘。支气管哮喘合并慢性支气管炎，或当哮喘与慢性支气管炎和肺气肿重叠存在时，表现为气流受限不完全可逆，也可列为 COPD。

一、病因及发病机制

确切病因不清楚，与下列导致慢性支气管炎的因素有关。

1.吸烟

为重要发病因素，吸烟者慢性支气管炎的患病率比不吸烟者高 2～8 倍，烟龄越长，吸烟量越大，COPD 患病率越高。吸烟可导致：①支气管纤毛运动减退和巨噬细胞吞噬功能降低；②支气管黏液腺肥大，杯状细胞增生，黏液分泌增多，使气道净化能力下降；③支气管黏膜充血、水肿、黏液积聚；④副交感神经功能亢进，引起支气管平滑肌收缩，导致呼吸道阻力增加，气流受限。此外，烟草、烟雾还可使氧自由基产生增多，诱导中性粒细胞释放蛋白酶，抑制抗蛋白酶系统，破坏肺弹力纤维，诱发肺气肿形成。

2.空气污染

大气中的有害气体，如二氧化硫、一氧化碳、氯气等可损伤气道黏膜上皮，使纤毛清除率下降，黏液分泌增加，为细菌侵入创造条件。

3.感染

感染是 COPD 发生、发展的重要因素之一。病毒、细菌和支原体是本病急性发作的主要因素。病毒主要为流感病毒、鼻病毒、腺病毒和呼吸道合胞病毒等，细菌则以肺炎链球菌、流感嗜血杆菌及葡萄球菌为多见。

4.蛋白酶—抗蛋白酶失衡

蛋白酶对肺组织有损伤、破坏作用，而抗蛋白酶对弹性蛋白酶等多种蛋白酶具有抑制功能。蛋白酶和抗蛋白酶维持平衡是保证肺组织正常结构免受破坏的主要因素。蛋白酶增多或抗蛋白酶不足均可导致肺组织结构破坏而产生肺气肿。

5.其他

机体自主神经功能失调、内分泌功能减退、营养低下、维生素摄入不足、气温突变等都有可能导致 COPD 的发生和发展。

二、病理

病理学改变发生在中央气道、外周气道、肺实质和肺血管。

1.中央气道（气管、支气管以及内径＞2 mm 的细小支气管）

炎症细胞浸润气道上皮，黏液分泌腺肥大、杯状细胞增生、纤毛倒伏或部分脱落。

2.外周气道（内径＜2 mm 的细小支气管）

慢性炎症导致气道壁损伤和修复过程反复发生。修复过程导致气道壁结构重塑、胶原含量增加及瘢痕组织形成，使气腔狭窄，引起固定性气道阻塞。

3.肺实质

表现为肺过度膨胀，弹性减弱。外观灰白、表面可见大小不等的大疱。显微镜下可见肺泡壁变薄，肺泡腔扩大、破裂或形成大疱。阻塞性肺气肿按累及肺小叶的部位分为小叶中央型、全小叶型和混合型三类，其中以小叶中央型最常见。

（1）小叶中央型：由于终末细支气管或一级呼吸性细支气管炎症导致管腔狭窄，其远端的二级呼吸性细支气管呈囊状扩张。

（2）全小叶型：呼吸性细支气管狭窄引起所属终末肺组织（肺泡管—肺泡囊及肺泡）的扩张。

（3）混合型：两型同时存在于一个肺内称混合型肺气肿。

4.肺血管

早期改变以血管壁增厚为特征，继之出现平滑肌增厚和血管壁炎症细胞浸润。COPD 晚期继发肺心病时，部分患者可见多发性肺小动脉原位血栓形成。

三、临床表现

（一）症状

缓慢、进展、病程长。

1.慢性咳嗽

随病程发展可终身不愈。常晨间咳嗽明显，夜间有阵咳或咳痰。

2.咳痰

一般为白色黏液或浆液泡沫痰，偶尔带血丝，清晨咳痰较多。急性发作期痰量增多，可有脓性痰。

3.气促或呼吸困难

早期在体力劳动后或上楼等活动时出现，后逐渐加重，以致在日常活动甚至休息时也感到气促。气促是 COPD 的标志性症状。

4.喘息和胸闷

部分患者特别是重度患者或急性加重时出现喘息。

（二）体征

早期体征可不明显，随病情进展可出现以下肺部体征：桶状胸，部分患者呼吸变浅，频率增快，严重者可有缩唇呼吸等。触诊双侧语颤减弱；叩诊呈过清音，心浊音界缩小，肺下界和肝浊界下降；双肺呼吸音减弱，呼气延长，部分患者可闻及湿啰音和（或）干啰音。

四、辅助检查

（一）肺功能检查

肺功能检查是判断气流受限的主要客观指标，对 COPD 诊断、严重程度评价、疾病进展、预后及治疗反应等有重要意义。

（1）第 1 秒用力呼气容积占用力肺活量百分比（FEV_1/FVC），是评价气流受限的一项敏感指标。

（2）第 1 秒用力呼气容积占预计值百分比（FEV_1%预计值），是评估 COPD 严重程度的良好指标，其易变性小，易于操作。

（3）吸入支气管舒张药后 FEV_1/FVC＜70%及 FEV_1＜80%预计值者，可确定为不能完全可逆的气流受限。

（4）肺总量（TLC）、功能残气量（FRC）和残气量（RV）增高，肺活量（VC）减低，表明肺过度充气，有参考价值。根据 FEV_1/FVC、FEV_1%预计值的下降程度，可对 COPD 的严重程度作出分级（表 1）。

表 1 COPD 的严重程度分级

分级	FEV_1/FVC	FEV_1 %预计值
Ⅰ级（轻）	＜70%	≥80%（≥80%）
Ⅱ级（中）	＜70%	50%～79%（＜80%）
Ⅲ级（重）	＜70%	30%～49%（＜50%）
Ⅳ级（极重）	＜70%	＜30%（＜30%）

（二）胸部 X 线检查

COPD 早期胸片可无变化，以后可出现肺纹理增粗、紊乱等非特异性改变，也可出现肺气肿改变（两肺野透亮度增加，肋间隙增宽，膈面低平，胸廓及膈肌运动减弱，心影狭长呈垂直位）。X 线胸片改变对 COPD 的诊断特异性不高，主要作为确定肺部并发症及与其他肺疾病鉴别之用。

（三）血气分析

血气分析对确定发生低氧血症、高碳酸血症、酸碱平衡失调，以及判断呼吸衰竭的类型有重要价值。

五、诊断

1.病因

由吸烟等引起 COPD 的高危因素。

2.临床表现

咳嗽、咳痰、喘息，逐渐加重的气促。

3.体征

主要是肺气肿体征。

4.肺功能

①$FEV_1/FVC < 70\%$，$FEV_1 < 80\%$预计值可确定为不完全可逆气流受限。②少数并无咳嗽、咳痰，仅在肺功能检查时 $FEV_1/FVC < 70\%$，而 $FEV_1\% \geq 80\%$预计值，在排除其他疾病后，也可诊断为 COPD。

六、鉴别诊断

1.支气管哮喘

①多在儿童或青少年起病。②一般无慢性咳嗽、咳痰等，以发作性喘息为特征。③发作时两肺满布哮鸣音，缓解后消失。④常有过敏史或家族史。⑤气流受限多为可逆性。

2.肺结核

①有午后潮热、乏力、盗汗等结核中毒症状。②痰检查可发现结核分枝杆菌。③胸片可发现结核病灶。

3.支气管肺癌

①年龄在 40 岁以上，尤其是有多年吸烟史。②发生刺激性咳嗽，常有反复发作的痰中带血。③X 线胸片显示肿块阴影或阻塞性肺炎表现。④痰脱落细胞检查及纤维支

气管镜检可帮助诊断。

七、并发症

1.慢性呼吸衰竭

常在 COPD 急性加重时发生，其症状明显加重，发生低氧血症和（或）高碳酸血症，可具有缺氧和（或）二氧化碳潴留的临床表现。

2.自发性气胸

如有突然加重的呼吸困难，并伴有明显的胸痛、发绀，患侧肺部叩诊为鼓音，听诊呼吸音减弱或消失，应考虑并发自发性气胸，通过 X 线检查可确诊。

3.慢性肺源性心脏病

由于 COPD 病变引起肺血管床减少及缺氧致肺动脉痉挛、血管重塑，导致肺动脉高压、右心室肥大，最终发生右心功能不全。

八、治疗

（一）稳定期治疗

1.治疗原则

①健康教育。②合理使用支气管扩张药。③止咳化痰。④坚持家庭氧疗。

2.具体措施

（1）教育和劝导：其中最重要的是劝导吸烟的患者戒烟，这是减慢肺功能损害有效的措施。

（2）支气管扩张药：短期按需要应用以暂时缓解症状，长期规则应用以预防和减轻症状。可依病情严重程度、用药后患者的反应等酌情选用。

1）抗胆碱药：①短期有异丙托溴铵（异丙阿托品），雾化吸入，持续 6～8 个小时，每次 40～80 mg（每喷 20 μg），每天 3～4 次；②长效制剂有噻托溴铵，每吸 18 μg，每天 1 次。

2）β2 受体激动剂：①短效如沙丁胺醇，100～200 μg/次（1～2 喷）雾化吸入，疗效持续 4～5 个小时；②长效有沙美特罗每次 1 吸（每吸 25 μg），福莫特罗每次 1～2

吸（每吸 4.5 μg）。

3）茶碱类：①茶碱缓释片 0.2 g，早、晚各 1 次；②氨茶碱 0.1 g，每天 3 次。

（3）祛痰药：对痰不易咳出者可应用，常用药物有氨溴索、羧甲司坦、乙酰半胱氨酸等。

（4）长期家庭氧疗（LTOT）：对 COPD 慢性呼吸衰竭者可提高生活质量和生存率，对血流动力学、运动能力、肺生理和精神状态均会产生有益的影响。一般用鼻导管吸氧，氧流量为 1.0～2.0 L/min，吸氧时间＞15 h/d。

（二）急性加重期治疗

1.治疗原则

①早期有效地控制感染。②保证呼吸道通畅，合理给氧。③密切观察病情变化，控制性地使用糖皮质激素。

2.具体措施

（1）抗生素：由于 COPD 急性加重由细菌感染诱发，故抗生素在 COPD 急性加重的治疗中具有重要地位。COPD 加重并有脓性痰是应用抗生素的指征，应根据患者所在地常见病原体类型及药物敏感情况积极选用抗生素治疗。

（2）支气管扩张药：药物同稳定期。有严重喘息症状者可给予较大剂量雾化吸入治疗，如应用沙丁胺醇 2500 μg 或异丙托溴铵 500 μg，或沙丁胺醇 1000 μg 加异丙托溴铵 250～500 μg，通过小型雾化吸入器给患者吸入治疗以缓解症状。

（3）控制性吸氧：氧疗是 COPD 加重期住院患者的基础治疗。无严重并发症的 COPD 加重期患者氧疗后较容易达到满意的氧合水平（PaO_2＞60 mmHg 或 SaO_2＞90%），但有可能发生潜在 CO_2 潴留。鼻导管给氧时吸入氧浓度与给氧流量有关，估算公式为：

$$吸入氧浓度（\%）=21+4×氧流量（L/min）$$

一般吸入氧浓度为 25%～29%（氧流量为 1～2 L/min），吸入氧浓度过高时引起 CO_2 潴留的风险加大。应注意复查动脉血气以确定氧合满意而未引起 CO_2 潴留或酸中毒。

（4）糖皮质激素：对需住院治疗的急性加重期患者，可考虑口服泼尼松龙（强的松龙）30～40 mg/d，有效后减量，疗程为 10～14 天。也可静脉给予甲泼尼龙（甲基强的松龙），一般为 40 mg/d，3～5 天，有效后改口服并逐渐减量。

（5）其他治疗措施：合理补液和电解质以保证水电解质平衡。注意补充营养，根据患者胃肠功能状况调节饮食，保证热量和蛋白质、维生素等营养素的摄入，必要时可选用肠外营养治疗、积极排痰等。如患者有呼吸衰竭、肺源性心脏病、心力衰竭，进行相应的治疗。

九、预防

（1）积极劝导患者戒烟。

（2）控制职业和环境污染，减少有害气体吸入。

（3）积极防治婴幼儿和儿童期的呼吸道感染。

（4）对有慢性支气管炎反复感染的患者可注射流感疫苗、肺炎链球菌疫苗等。

（5）加强体育锻炼，增强体质，提高机体免疫力。

（6）对 COPD 高危因素人群，定期进行肺功能监测，以早期发现 COPD 并及时治疗。

第二节　支气管扩张

支气管扩张（以下简称支扩），是指由支气管及其周围组织的慢性炎症导致的支气管壁破坏，管腔形成不可逆扩张、变形。典型临床症状为慢性咳嗽、咳大量脓痰和反复咯血。过去本病常见，随着人们生活的改善，麻疹、百日咳预防接种及抗生素的应用等，本病已明显减少。本病多见于儿童或青年。大多继发于急、慢性呼吸道感染和支气管阻塞，反复支气管炎症导致气管管壁破坏而引起支气管的异常和持久扩张。

一、病因及发病机制

（一）病因

支气管扩张的病因有先天性和继发性。大多为后天获得性，由先天性发育缺损和遗传性疾病引起者较少见，另有约30%支气管扩张患者病因不明，但通常存在遗传、免疫或解剖缺陷。重要的发病因素是急、慢性呼吸道感染和支气管阻塞。

（二）发病机制

支气管扩张发病机制中的关键环节为支气管感染和支气管阻塞，二者相互影响，形成恶性循环，最终导致支气管扩张的发生和发展。另外，支气管外部牵拉、先天性发育缺陷及遗传因素等也可引起支气管扩张。

1.支气管—肺感染

婴幼儿时期严重的支气管—肺感染是引起支气管扩张的主要原因之一，如病毒和细菌感染引起的细支气管炎和支气管肺炎，造成支气管壁的破坏和附近组织纤维收缩。这些病变使支气管引流不畅、分泌物潴留，导致阻塞，而阻塞又容易进一步诱发感染。感染—阻塞—感染的过程反复进行，最终将导致支气管扩张。肺结核在痊愈过程中常伴有支气管肺组织纤维组织增生，牵拉支气管，造成局部支气管扭曲、变形，分泌物不易被清除。随后，继发的普通细菌感染病变进入感染—阻塞—感染的恶性循环过程，最终形成支气管扩张。

2.支气管先天性发育缺损和遗传因素

支气管先天性发育障碍，如巨大气道—支气管症，可能因先天性结缔组织异常、管壁薄弱所致。支气管扩张伴鼻窦炎、内脏转位（右位心），称为卡塔格内综合征，可能与软骨发育不全或弹性纤维不足，导致局部管壁薄弱或弹性较差有关。

3.其他疾病

部分不明原因的支气管扩张患者有不同程度的体液免疫和（或）细胞免疫功能异常，提示支气管扩张可能与机体免疫功能失调有关，如类风湿关节炎、系统性红斑狼疮、溃疡性结肠炎、克罗恩病等疾病可同时伴有支气管扩张。

二、病理

1.形态

支气管弹力组织、肌层及软骨等陆续遭受破坏，由纤维组织代替，管腔逐渐扩张。按形态分为柱状和囊状两种，常合并存在。柱状扩张的管壁破坏较轻，伴随着病情发展，破坏严重，进而出现囊状扩张。

2.部位

感染性支气管扩张多见于下叶基底段支气管的分支。由于左下叶支气管较细长，且受心脏血管的压迫而引流不畅，容易导致继发感染，故左下叶支气管扩张多于右下叶。舌叶支气管开口接近下叶背段，易受下叶感染的影响，故左下叶与舌叶支气管扩张常同时存在。结核性支气管扩张多位于肺上叶，特别多见于上叶尖段与后段支气管及其分支。下叶背段的支扩多数也是结核后发生。右中叶支气管较细长，周围有内、外、前三组淋巴结围绕，易引起肺不张及继发感染，反复发作也可发生支气管扩张。

三、临床表现

（一）症状

支气管扩张的病程较长，多于幼年、青年期发病。常在童年有麻疹、百日咳或支气管肺炎病史、迁延不愈，以后伴有反复发作的肺部感染。

1.慢性咳嗽、吐大量脓痰

（1）咳嗽：一般为阵发，与体位改变有关。

（2）痰：①黄、绿色，每天数百毫升（100～400 mL）；②痰静置于玻璃瓶中可分为三层（泡沫、浆液、沉渣）；③如有厌氧菌感染，呼吸时有腥臭味。

2.反复咯血

半数以上患者有不同程度的反复咯血，从痰中带血到大量咯血，咯血量与支气管病变范围及感染程度有时并不一致。部分患者仅有反复咯血，临床称为"干性支气管扩张"，常见于结核性支气管扩张，病变多位于引流良好的上叶支气管。

3.反复肺部感染

同一肺段可反复发生肺炎并迁延不愈。患者可出现发热、食欲缺乏、乏力、消瘦、贫血等慢性感染中毒症状，儿童可影响发育。

（二）体征

（1）早期：可无阳性体征。

（2）后期：①病变部位恒定、局限湿啰音，为支气管扩张的典型肺部体征；②慢性病例伴杵状指（趾）；③出现肺气肿、肺心病等可有相应体征。

四、辅助检查

（一）血常规

一般无特殊表现。继发感染时，血白细胞计数和中性粒细胞数增高。红细胞沉降率增快，反复咯血的患者可出现贫血。

（二）影像诊断

（1）X线检查：早期无特殊或仅有肺纹理增深；晚期可见粗乱肺纹理的环状透亮阴影；沿支气管的卷发样阴影；合并感染时阴影中可有液平面。

（2）CT检查：柱状扩张显示支气管壁增厚，并延伸到肺的边缘；囊状扩张表现为支气管显著扩张，成串或成簇囊状改变，感染时阴影内出现液平面。

（3）高分辨率CT检查：可显示次级肺小叶为基本单位的肺内细微结构，是支气管扩张的主要诊断方法。

（三）支气管碘油造影

以往为确诊支气管扩张的金标准。现在由于胸部CT技术的不断发展，对诊断支扩的准确性很高。因此，已经取代支气管碘油造影而成为确诊支气管扩张的金标准。

（四）支气管镜检查

目前支气管镜可以达到3级支气管，可以窥见4级支气管，而支气管扩张病变多发生于远端的支气管，故经支气管镜直接窥见支气管扩张病变的概率较低。对部分病例可发现出血部位及支气管阻塞原因，对支扩的病因及定位诊断有一定帮助；对获取标本明确病原体有一定价值。

（五）痰微生物检查

痰涂片可发现革兰阴性及革兰阳性细菌；培养可检出致病菌；药敏试验结果对于临床正确选用抗生素具有一定指导价值。

五、诊断

（1）儿童或青年期开始发病。

（2）以后长期咳嗽，咳大量脓痰或反复咯血。

（3）肺下部局限、恒定的湿啰音。

（4）X线片（胸片）可见肺纹理粗乱或卷发样阴影。

（5）肺 HRCT 和支气管碘油造影可确诊。

六、鉴别诊断

（1）慢性支气管炎：①中年以上发病；②肺部以干啰音为主，无恒定、局限的湿啰音；③一般无咯血。

（2）肺结核：①有结核中毒症状；②病变（体征）多在上肺；③痰结核菌检查可为阳性。

（3）肺脓肿：①起病急；②X线检查可见大片阴影内有透光区、液平面；③经有效抗生素治疗，炎症可完全吸收。

（4）先天性肺囊肿：①无慢性咳嗽、咳大量脓痰、反复咯血症状；②X线检查可见数量不等、边缘锐利的圆形阴影，壁光洁整齐。

（5）支气管肺癌：①多发生于 40 岁以上的男性吸烟者；②行 X 线、纤维支气管镜、痰细胞学检查等，可作出鉴别诊断。

七、治疗

治疗原则：①控制呼吸道感染；②促进痰液引流；③必要时手术切除。

（一）一般治疗

根据病情轻重，合理安排休息。合并感染及咯血时，应卧床休息。平时应避免受凉，劝导患者戒烟，预防呼吸道感染。对于反复长期感染、反复咯血而身体虚弱者，应加强营养。

（二）控制感染

抗生素是治疗支气管扩张的最重要药物。有发热、咳脓痰等化脓性感染时，开始可根据病情经验性选药，获得痰培养及药敏试验结果后酌情进行调整。病情轻者可口服，较重者需静脉给药，如喹诺酮类、头孢菌素类等。有厌氧菌感染者可使用甲硝唑。对于感染不易控制者可考虑轮换使用不同的抗生素。

（三）祛除痰液

有多种方法可供选用，但效果不稳定。

1.体位引流

（1）原则：病变位于高处，其口朝下，借助重力使痰液排出。

（2）意义：排痰、减轻症状，有时较使用抗生素更有效。

（3）具体方法：中叶，头低脚高仰卧位（床脚抬高 30 cm 左右）；下叶：俯卧位，仍头低脚高位；上叶：取坐位。

（4）注意事项：患者深呼吸，间隙用力咳嗽并拍背；引流前可超声雾化（可加入庆大霉素α-糜蛋白酶）；每天 2～4 次，每次 15～30 分钟。

2.祛痰剂

如氯化铵 0.3 g，溴己新 16 mg，盐酸氨溴索片 30 mg，鲜竹沥 10 mL，每天 3 次，可促进痰液排出。

3.雾化吸入

可稀释分泌物，使其易于排出，促进引流，有利于控制感染。可选用生理盐水、胰脱氧核糖核苷酸酶、α-糜蛋白酶超声雾化，每天 2～3 次。

4.补充水分

通过多饮水补足机体的水分，可有效祛痰。

（四）支气管扩张剂

对有阻塞性通气功能障碍的患者可使用支气管扩张剂，能减轻患者症状，提高生活质量。

（五）咯血的处理

大量咯血可引起窒息死亡，必须积极治疗。

第三节　肺结核

肺结核是结核分枝杆菌（以下简称结核杆菌或结核菌）引起的慢性肺部传染病，占各器官结核病总数的 80%～90%，其中痰中排菌者称为传染性肺结核。这是一个非常古老而迄今仍然威胁人类健康的重要疾病和重大公共卫生问题。

近年来，由于高效抗结核药物的问世和合理应用，结核病已得到明显控制。但在农村和条件较差的地区仍是严重危害人民健康的主要疾病之一。

一、病因及发病机制

（一）结核杆菌特点

结核杆菌在分类学上属于放线菌目、分枝杆菌科、分枝杆菌属，分人型、牛型、非洲型和鼠型四型。对人类致病的主要是人型结核杆菌，牛型菌很少，非洲分枝杆菌见于赤道非洲，是一种过渡类型，西非国家分离菌珠倾向于牛型分枝杆菌，而东非国家分离菌更类似于人型分枝杆菌。田鼠分枝杆菌对人无致病力。结核杆菌细长而稍弯，约为 0.4 μm×4.0 μm，两端微钝，不能运动，无荚膜、鞭毛或芽孢；严格需氧，不易染色，但经品红加热染色后不能被酸性乙醇脱色，故称抗酸杆菌。结核菌对不利环境和某些理化因子有抵抗力。在阴湿处能生存 5 个月以上，干燥痰标本内可存活 6～8 个月，-8～-6℃下能存活 4～5 个月。对湿热抵抗力差：烈日暴晒 2～7 个小时，紫外线消毒 30 分钟，煮沸 5 分钟，70%乙醇接触 2 分钟可被杀死。

（二）发病机制

1.原发感染

在结核病普遍流行的国家和地区，人们常在不知不觉中受到结核杆菌的感染。当首次吸入含有结核杆菌的微粒后，是否感染取决于结核杆菌的毒力和肺泡内巨噬细胞吞噬杀菌能力。如果结核杆菌能够存活下来，并在肺泡巨噬细胞内外生长繁殖，这部分肺组织出现炎症病变，称为原发病灶。原发病灶中的结核杆菌沿肺内淋巴管到达肺门淋巴结，引起淋巴结肿大。原发病灶和肿大的支气管淋巴结合称为原发综合征或原发性结核。原发病灶继续扩大，可直接或经血流播散到邻近组织器官发生结核病。

2.结核病免疫与变态反应

（1）细胞免疫：当结核杆菌首次侵入人体开始繁殖时，人体通过细胞介导的免疫系统对结核杆菌产生特异性免疫，使原发病灶、肺门淋巴结和播散到全身各器官的结核杆菌停止繁殖，原发病灶炎症迅速吸收或留下少量钙化灶，肿大的肺门淋巴结逐渐缩小、纤维化或钙化，播散到全身各器官的结核杆菌大部分被消灭，这就是原发感染最常见的良性过程。其免疫过程：感染结核杆菌→巨噬细胞吞噬→将抗原信息传递T淋巴细胞→T细胞致敏→再次遇到结核杆菌→释放淋巴活性物质（趋化因子、巨噬细胞激活因子等）→激活巨噬细胞→增强吞噬（使巨噬细胞聚集在细菌周围）→最终形成结核结节，使病灶局限化。

（2）变态反应：结核杆菌入侵4～8周后，人体组织对结核杆菌及其代谢产物产生敏感反应，称为变态反应，此变态反应可用结核菌素试验检测。

3.科赫（Koch）现象与结核病发病学

（1）结核病发病学：1890年Koch观察到，将结核杆菌皮下注射到未感染的豚鼠体内，10～14天后局部皮肤红肿、溃烂，形成深的溃疡，不愈合，最后豚鼠因结核菌播散到全身而死亡。而对3～6周前受小量结核杆菌感染或幸存者，给予同等剂量的结核杆菌皮下注射，2～3天后局部出现红肿，形成表浅溃疡，继而较快愈合，无淋巴结肿大，无播散和死亡。这种机体对结核杆菌再感染和初感染表现出不同的现象称为科赫现象。

（2）科赫现象意义：①初次感染无免疫力，也无变态反应，但可经血行播散，豚鼠死亡；②再次感染出现变态反应，病灶趋于局限且不扩散，豚鼠不死亡。前者说明豚鼠对结核杆菌无免疫力，后者说明豚鼠对结核杆菌已产生免疫力。

4.继发性结核

继发性结核包括内源性复发和外源性重染。原发性感染时期遗留下来的潜在、病灶中的结核杆菌重活动而发生的结核病，此为内源性复发，约占10%。由于受到结核杆菌再感染而发病，称为外源性重染。继发性结核有明显的临床症状，容易出现空洞和排菌，有传染性，必须给予积极治疗。继发性结核具有重要临床和流行病学意义，是防治工作的重点。继发性肺结核发病有两种方式：一种是发病慢，临床症状少而轻，多发生在肺尖或锁骨下，痰涂片阴性者，一般预后良好。另一种是发病迅速，数周前肺部检查还是正常，发现时已广泛出现病变、空洞和播散，痰涂片检查阳性。这类患者多发生在青春期女性、营养不良、抵抗力弱的群体，以及免疫功能受损的患者。

二、传染源与传播途径

1.传染源

传染性肺结核排菌是结核传播的主要来源。带菌牛乳曾是重要传染源，现已很少见。但我国牧区仍需重视牛乳的卫生消毒和管理。

2.传播途径

主要为患者与健康人之间的飞沫传播。排菌量越多，接触时间越长，危害越大；直径 1~5 μm 的飞沫最易在肺泡沉积，情绪激昂地讲话、用力咳嗽，特别是打喷嚏所产生的飞沫直径小，影响大。患者随地吐痰，痰液干燥后结核菌随尘埃飞扬，也可造成感染。经消化道、胎盘、皮肤伤口感染均属罕见。

3.易感人群

生活贫困、居住拥挤、营养不良等是经济不发达社会中人群结核病高发的原因。婴幼儿、青春后期和成人早期尤其是该年龄期的女性及老年人结核发病率较高，可能与免疫功能不全或改变有关。某些疾病如糖尿病、硅沉着病、胃大部分切除后、百日咳等易诱发结核病；免疫抑制者尤其好发结核病。

三、病理

（1）三种基本病变：①渗出：充血、水肿形成浸润或浆膜炎（变态反应高）；②变性：干酪样坏死（抵抗力降低或毒力增强的表现）；③增生：形成结核结节或肉芽肿（免疫力占优势）。

（2）转归：播散进展、吸收消散、纤维钙化。

（3）播散：支气管内播散（最常见的播散途径）、淋巴播散（儿童原发性多见）、血行播散（干酪病灶进入肺动脉）、直接播散（可直接扩散到邻近肺组织）。

四、临床表现

（一）症状

1.结核中毒症状

低热、盗汗、乏力、消瘦；女性可出现月经不调或闭经；小儿表现为不活泼（性格改变）、发育迟缓。

2.咳嗽、吐痰

一般为轻咳，白色黏液，量不多；空洞形成使痰量增加，继发感染者痰呈脓性。

3.咯血

1/3～2/3 的患者可发生咯血。发生机制：痰中带血为血管通透性增加；中等咯血为小血管破裂；大咯血为大血管或血管瘤溃破；突然大咯血发生窒息应立即进行抢救。

4.胸痛

常有患侧钝痛或沉重感；若波及胸膜则为固定刺痛，与呼吸有关。

5.呼吸困难

早期：结核毒素兴奋呼吸中枢；晚期：因呼吸功能不全、积液、气胸等引起。

（二）体征

早期、轻症患者可无明显体征；病变范围较大或干酪性肺炎时，患侧呼吸运动下降，叩诊浊音，听诊管状呼吸音和湿啰音。继发肺结核好发于上叶尖后段，于肩胛间区闻及细湿啰音，对诊断有极大价值。空洞性病变位置浅表而引流通畅时，有支气管呼吸音或伴湿啰音；巨大空洞可出现带金属调的空瓮音，现已很少见。慢性纤维空洞型肺结核体征有患侧胸廓塌陷，气管和纵隔向患侧移位，叩诊浊音，听诊呼吸音降低或闻及湿啰音，以及肺气肿征。支气管结核有局限性哮喘鸣音，特别是呼气和咳嗽末。

（三）特殊宿主肺结核

1.无反应性结核

①见于极度免疫抑制患者。②是一种严重的单核—吞噬细胞系统结核病，又称结核败血症。③肝、脾、淋巴、骨髓、肺、肾有严重干酪样坏死，大量或成簇结核菌，而缺乏类上皮细胞和巨细胞反应。

2.糖尿病合并结核

X线检查以渗出、干酪病变为主，可呈大片状，易形成空洞，好发于肺门及中下肺。

3.艾滋病合并结核

病变多在中、下肺叶；常合并肺外结核；结核菌素试验（PPD）阴性。

4.原有慢性肺部疾病合并结核

①易被掩盖。②按原发病治疗无缓解。③应进行 CT 及痰检查以免漏诊。

5.变态反应性结核

临床表现类似风湿热，故有学者称其为结核性风湿症，如表现为低热、多发关节痛（炎），皮肤损害表现为结节性红斑等。水杨酸制剂治疗无效。

五、辅助检查

（一）痰结核菌检查

痰中找到结核杆菌是确诊肺结核的主要依据。涂片抗酸染色镜检快速简便，痰菌量较多者易呈阳性。培养法则更精确，尚可做药敏试验与菌型鉴定。近年来，开展基因诊断，用聚合酶链式反应（PCR）法检测结核杆菌更加简便、敏感和快速，并可鉴定菌型，但有时会出现假阳性或假阴性结果。

（二）影像学检查

1.X 线检查

诊断肺结核的重要方法。了解病变的部位、范围，并大致估计结核病灶的性质，对于肺结核的诊断和疗效判断都有重要价值。肺结核常见的 X 线表现包括：①纤维钙化的硬结病灶（如斑点、条索、结节状影等）；②浸润病灶（如云雾状、密度较淡，边缘模糊阴影）；③干酪样病灶（大片状密度较高、浓度不一阴影）；④空洞（有环形边界的透光区病变）。

2.胸部 CT 检查

有助于微小或隐蔽区病灶的诊断（如早期粟粒样阴影的显示优于平片）。

（三）结核菌素试验

1.概念

（1）旧结核菌素（OT）：用培养成熟的结核菌，加温杀灭过滤后，将滤液蒸发到原液的 1/10。

（2）结核菌素试验（PPD）：结核菌纯蛋白衍生物，以硫酸铵做沉淀提取结核蛋白，相对较纯，不产生非特异反应，已基本取代 OT。

2.试验方法

（1）OT 浓度有三种：①1∶10000，1 U（0.1 mL）；②1∶2000，5 U（0.1 mL）；③1∶100，100 U（0.1 mL）。1∶2000 人群普查时用。

（2）PPD：通常用 5 U（0.1 mL），在左前臂曲侧上中 1/3 交界处做皮内注射，经 48～72 小时测量皮肤硬结直径。

3.判断

①48～72 小时看结果；②硬结直径≥5 mm 为阳性（5～9 mm 为+，弱阳性；10～19 mm 为++，中度阳性；>20 mm 或局部有水疱、坏死者为+++，强阳性）；<5 mm 为阴性。

4.意义

（1）小儿：＜3 岁阳性，视为新近感染，活动性肺结核。

（2）成人：强阳性，体内有活动病灶。

（3）排除结核：OT 浓度 1∶100 阴性，大多可排除结核。

5.OT 阴性的意义

①结核感染 4～8 周。②应用激素。③重症肺结核和各种危重症。④营养不良、麻疹、百日咳患者可暂时阴性。⑤细胞免疫缺陷患者，如淋巴细胞疾病、白血病等。

（四）其他检查

（1）血常规检查：一般无特殊表现；严重者可有继发性贫血、白细胞降低或类白血病样反应。

（2）红细胞沉降率测定：对结核诊断无特异性，可作为判断活动的一个指标。

（3）纤维支气管镜检查：常应用于支气管结核和淋巴结支气管瘘的诊断。对于肺内结核病灶，可以采集分泌物或冲洗液标本做病原体检查，也可以经支气管肺内活检获取标本检查。

六、诊断

（一）一般诊断

①结核接触史。②有肺结核的表现（结核中毒症状与呼吸道症状）。③痰中找到结核菌（最为重要）。④X 线检查有病灶或空洞。

（二）分型

1.Ⅰ型

原发性肺结核，初次感染而在肺内发生的病变；以淋巴结受累和血行播散倾向明显为特点；常见类型有原发综合征（包括肺门原发病灶、肺门淋巴结炎、连接二者的淋巴管炎）和支气管淋巴结核。

2.Ⅱ型

血行播散型肺结核急性多见于儿童，大量结核杆菌同时或短期内侵入血液；临床有严重毒性症状；X线检查可见双肺均匀粟粒样阴影。亚急性或慢性多见于成人；少量结核杆菌分批侵入血液循环，毒性症状较急性轻，病情发展缓慢；X线检查可见粟粒样病灶大小不等，新旧不一，分布不匀。

3.Ⅲ型

继发性肺结核，有以下情况：①浸润型肺结核：如病灶多在锁骨上下，片状或云雾状阴影。②干酪性肺炎：如病灶大片干酪样坏死，呈叶、段实变时。③结核球：干酪坏死部分消散，周围形成纤维包膜；或空洞内干酪样坏死凝固成球状病灶。④慢性纤维空洞型肺结核特点：空洞开放、闭合型；未愈型，呈慢性经过，单个或多个厚壁空洞，支气管播散病灶，广泛纤维化等。

4.Ⅳ型

结核性胸膜炎。

（三）病变范围及部位

按左、右侧分上、中、下肺野记述，右侧病变记于横线上，左侧记于横线下，无病变者以（一）表示，有空洞者在相应肺野部位加"O"号。

七、鉴别诊断

1.肺癌

①多发生在40岁以上男性，并长期有吸烟史。②常无结核中毒症状，而有刺激性咳嗽等。③X线、痰查菌、脱落细胞检查有助诊断。④抗结核治疗无效。

2.肺炎

（1）支原体肺炎：2～3周可自行消散。

（2）过敏性肺炎：血常规示嗜酸性粒细胞增高。

（3）细菌性肺炎：起病急，患者表现为寒战、高热、口唇疱疹，咳铁锈色痰，抗生素治疗有效等。

3.肺脓肿

①急性发病史。②多有杵状指（趾）。③X线检查：空洞、液平，周围无播散病

灶。④痰检查。

八、治疗

治疗原则：①及时、合理化疗；②保证休息和营养；③预防并发症。

（一）抗结核化疗

化疗对控制结核起决定性作用。合理的化疗可杀灭病灶内结核菌，促进病变愈合。

1.化疗原则及适应证

坚持早期、联用、适量、规律、全程使用敏感药物的原则。活动性肺结核均为化疗适应证，如临床有结核中毒症状，痰菌阳性，X线检查示病灶有浸润渗出或空洞，病变处于进展期或好转期。

2.化疗方法

（1）"标准"化疗与短程化疗：过去常规使用异烟肼、链霉素和对氨基水杨酸钠，每天给药，疗程为12～18个月，称为"标准"化疗。但因疗程过长，患者不能坚持完成，使疗效受到影响。目前采用利福平加异烟肼两种抗生素与其他药物合用，疗程为6～9个月，称为短程化疗，因其优点有痰转阴快，疗程短，便于管理，疗效与标准化疗相同，现推荐为标准化疗方案。

（2）间歇用药及分阶段用药：有规律地每周用药3次，能达到与每天用药相同的效果。开始化疗2个月内，每天用药强化治疗（强化阶段），以后每周3次间歇用药（巩固阶段）。间歇用药阶段仍联合用药异烟肼、利福平、乙胺丁醇等药物，剂量可适当增加，而链霉素、对氨基水杨酸钠等不良反应较多，每次用药，用药剂量不宜增加。

3.常用化疗药物

（1）异烟肼（INH，简写为H）：具有杀菌力强、可以口服、不良反应少、价格低等优点。口服后吸收快，易渗入组织，能渗入胸腔积液及干酪样病灶中，较易通过血脑屏障，杀灭细胞内外代谢活跃或静止期的结核菌。常规用量很少发生不良反应，偶尔发生周围神经炎、肝功能异常等。

（2）利福平（RFP，简写为 R）：对细胞内外代谢旺盛和偶尔繁殖的结核菌均有杀灭作用。可渗入胸膜腔，透过血脑屏障，与其他抗结核药之间无交叉耐药性，一般不良反应小，偶有轻度胃肠刺激和暂时性肝功能损害。

（3）链霉素（SM，简写为 S）：对细胞外生长旺盛的结核杆菌有杀灭作用，对细胞内的结核杆菌作用小。主要不良反应为第Ⅷ对脑神经损害，表现为眩晕、耳鸣、耳聋等。肾功能严重受损者不宜使用。

（4）乙胺丁醇（EMB，简写为 E）：为抑菌药，与其他抗结核药物联用时，可延缓细菌对其他药物产生耐药性。不良反应少，偶有胃肠不适及神经毒性反应。

（5）吡嗪酰胺（PZA，简写为 Z）：能杀灭吞噬细胞内、酸性环境中的结核菌。不良反应与药物剂量有关，偶有肝功能损害、高尿酸血症、关节痛、胃肠不适等不良反应。

（6）对氨基水杨酸钠（PAS，简写为 P）：为抑菌药，用量较大，疗效较小，常与异烟肼、链霉素合用，不良反应以胃肠刺激多见，偶见发热、皮疹、肝功能损害等。

4.化疗方案

视病情轻重、有无痰菌和细菌耐药情况及经济情况、药源供应等选择适当化疗方案。方案表示方法：用药物英文缩写字母和相关数字表示，如 2RHZ/4RH 表示前 2 个月用利福平（R）、异烟肼（H）、吡嗪酰胺（Z），后 4 个月用利福平和异烟肼，每天 1 次。如药名右下方有数字者，则表示每周给药次数。

（1）初治方案：分强化期和巩固期两个阶段。①每日用药：2RHZ/4RH，重症强化期加用 S 或 E[2HRZE（S）/4HR]，此为目前标准化疗方案。②间歇用药：$2H_3R_3Z_3E_3/4H_3R_3$ 方案。

（2）复治方案：也分强化期和巩固期两个阶段。①初期治疗不规律患者：每天用药采用 2HRZSE/6HR，结束后痰仍未转阴，续期可延长 2 个月。②初期治疗规律失败患者：隔天或每周 3 次用药：采用 $2H_3R_3Z_3S_3E_3/6H_3R_3E_3$ 方案。

（二）对症治疗

1.一般治疗

（1）结核毒性症状：在有效抗结核治疗1～2周后多可消失，不需要特殊处理。

（2）盗汗：必要时睡前服用颠茄酊0.3～0.6 mL，中药用浮小麦。

2.糖皮质激素

重症结核在有效的抗结核基础上加用糖皮质激素。

3.咯血的处理

（1）小量咯血：安静休息，必要时给予小剂量镇静剂、止咳剂。

（2）中、大量咯血：卧床休息，慎用强镇咳药以免抑制咳嗽反射；止血药首选脑垂体后叶素、升压素，其他止血药如氨甲苯甲酸（PAMBA）、六氨基己酸（EACA）等。

（3）大咯血止血处方（选用）：5%葡萄糖注射液（GS）20 mL或0.9%氯化钠注射液（NS）20 mL+脑垂体后叶素5～10 U静脉滴注（10～20分钟），每天2次，必要时每4～6小时1次；10% GS 500 mL+脑垂体后叶素10 U静脉滴注（1～2小时）；10% GS 500 mL+氨甲苯甲酸（PAMBA）0.3～0.6 g静脉滴注，每天1～3次；10% GS 500 mL+普鲁卡因100～300 mg静脉滴注，每天1～2次。大咯血不止者可用支气管镜。支气管动脉造影，发现出血部位后注入吸收性明胶海绵止血；必要时行紧急外科手术治疗（肺叶、段切除）。

（4）窒息的处理：发现胸闷、气憋、唇指发绀、面色苍白、冷汗淋漓、烦躁不安者应考虑合并窒息，应取头低足高45°俯卧位或倒提拍背，迅速排出积血。

第二章　心内科疾病

第一节　成年人原发性高血压

一、流行状况

高血压与国情、经济、地域、年龄、种族、营养、健康教育等状况紧密相关。欧美发达国家 35～64 岁患病率在 20%以上。我国高血压患病率虽比发达国家低，但随着经济、社会的发展呈上升趋势。我国各地高血压患病率相差较大，东北、华北地区高于南部地区，具有从北到南逐渐降低的明显趋势。男性与女性总体患病率无明显差别，二者高血压的患病率均与年龄增长呈正相关。在我国的高血压人群中，绝大多数是轻、中度高血压（占 90%），轻度高血压占 60%以上。血压正常高值水平人群占总成年人群的比例不断增长，尤其是中青年，是我国高血压患病率持续升高和患者数剧增的主要来源。随着人口的老龄化，原发性高血压患病率将不断升高，高血压的防治任务任重而道远。

高血压患病率随年龄增长而升高；女性在更年期前患病率略低于男性，但在更年期后迅速升高甚至高于男性；高纬度寒冷地区患病率高于低纬度温暖地区；盐和饱和脂肪酸的摄入越高，平均血压水平和患病率也越高。我国人群高血压流行有两个比较显著的特点：①从南方到北方，高血压患病率呈递增趋势，可能与北方年平均气温较低，以及北方人群盐摄入量较高有关；②不同民族之间高血压患病率也有差异，生活在北方或高原地区的藏族、蒙古族和朝鲜族等患病率较高，而生活在南方或非高原地区的壮族、苗族和彝族等患病率则较低，可能与地理环境、生活方式等有关。在国际 24 小时动态血压监测数据库中，直接对比欧洲人和亚洲人尤其是东亚人 24 小时的血压监测数据时，发现东亚人夜间血压比欧洲人有显著升高，可能与高钠、低钾饮食有关，另外，酗酒也可能是我国高血压患病率高的重要原因。值得指出的是，我国人群中高同型半胱氨酸和低叶酸合并高血压患者较多，而在欧美国家相对较少，有学者将高同型半胱氨酸伴有高血压称为"H 型高血压"。

二、致病因素

（一）高血压与遗传、神经、内分泌因素

1.遗传因素

高血压的发病有明显的家族聚集性。国内调查发现，与无高血压家族史者相比较，双亲一方有原发性高血压者其子女高血压的患病率高 1.5 倍，双亲均有原发性高血压者其子女患病率高 2～3 倍。某些基因突变，如血管紧张素、糖皮质激素受体、脂蛋白酶等基因与高血压发病有关，但尚未肯定高血压的相关基因。目前认为，原发性高血压是多基因遗传病，具有遗传背景的患者占整个高血压人群的 30%～50%。

2.精神神经作用

（1）精神源学说：患者在长期或反复的外因刺激下，会出现比较明显的精神紧张、焦虑、烦躁等情绪变化，导致人体各类感受器传入的病理信号增多，大脑皮质兴奋，交感冲动增强，引起缩血管物质占优势而导致血压升高。流行病学资料表明，长期精神紧张是高血压发病的危险因素，长期从事高度精神紧张工作的人群高血压的患病率增高。

（2）神经源学说：各种诱因（如精神紧张、运动等）—大脑皮质＋压力感受器＋化学感受器＋下丘脑和其他高级中枢变化—延髓心血管中枢整合各种冲动信号并调节—交感神经兴奋—缩血管冲动增强＋阻力血管对神经介质反应过度—血压升高等。交感神经及其相关的体液因子在高血压的发生发展中起着更重要的作用。

3.肾素-血管紧张素-醛固酮系统（RAAS）平衡失调

肾脏球囊细胞分泌的肾素，可将肝脏合成的血管紧张素原转变成血管紧张素（Ang）Ⅰ，Ang Ⅰ经过肺肾等组织时在血管紧张素转化酶（ACE）的活化作用下转化为 Ang Ⅱ，

ACE 还可促进缓激肽的分解，而 Ang Ⅱ 再在酶的作用下脱去门冬氨酸转化成 Ang Ⅲ。Ang Ⅱ 也可经非 ACE 途径转化形成，如胃促胰酶等可直接将血管紧张素原转化成 Ang Ⅱ、醛固酮。此外，脑、心、肾、肾上腺、动脉等多种器官组织可局部合成 Ang Ⅱ、醛固酮，称为组织 RAAS。在 RAAS 中 Ang Ⅱ 是最重要的活性部分，其病理生理作用主要是通过与受体的结合而产生的，可使血管收缩、醛固酮分泌增多、水钠潴留及增强交感神经活性，最终导致高血压的形成。Ang Ⅱ 强烈的缩血管作用造成的加压效应为肾上腺素的 10～40 倍。Ang Ⅱ、醛固酮还是组织纤维化的刺激因素，可导致组织重构。

（二）高血压与高钠、低钾饮食

根据盐负荷或限盐后的血压反应，分为盐敏感性高血压、盐不敏感性高血压和中间型。盐敏感性高血压是指高盐饮食后导致血压明显升高≥10%或限盐后血压下降≥10%，否则为盐不敏感性高血压或中间型。流行病学研究表明，若摄盐量<3 g/d，高血压的发病率很低；若摄盐量>3 g/d，随着年龄的增长，未来患高血压的风险显著增高，而且盐摄入量越大，其风险越大。目前，已知的诱发盐敏感性高血压的环境因素是盐过多摄入，而个体血压对盐的敏感性则是遗传因素所决定。

摄入盐过多引起血压升高的机制比较复杂，目前认为是由于各种原因导致部分人群细胞膜离子转运缺陷和肾脏排钠功能异常，在高盐环境下发生钠盐代谢异常，出现多种病理生理改变，从而发生高血压。遗传性细胞膜钠离子代谢异常、肾脏排钠功能障碍、血管反应性异常增高是盐敏感性高血压的重要发病机制。

人群中钠盐摄入量与血压水平和高血压患病率呈正相关，而钾盐摄入量与血压水平呈负相关。膳食钠/钾比值与血压的相关性更强。高钠、低钾饮食是我国大多数高血压发病的主要危险因素之一。

（三）高血压与代谢性因素

1.超重与肥胖

人群中体重指数（BMI）与血压水平呈正相关，BMI 每升高 3 kg/m²，4 年内发生高血压的危险男性升高 50%，女性升高 57%。我国 24 万成人随访资料的汇总分析显示，BMI≥24 kg/m² 者发生高血压的危险是体重正常者的 3～4 倍。身体脂肪的分布与高血压的发生也密切相关，腹部脂肪聚集越多，血压水平就越高。男性腰围≥90 cm 和女性腰围≥85 cm 时，发生高血压的危险是腰围正常者的 4 倍以上。随着我国经济发展和生活水平的提高，人群中超重与肥胖的比例均有明显上升。在城市的中年人群中，超重者的比例已达 25%～30%，超重与肥胖将成为我国高血压患病率的又一重要危险因素。肥胖导致高血压的可能原因：①肥胖影响心排血量、肺活量而增强交感神经活性；②肾内脂肪积聚，系膜细胞及毛细血管内皮细胞增生，肾乳头顶端乳头管闭塞、变形造成尿路不畅，肾内压增高；③肥胖是代谢综合征的重要组成部分，常伴有胰岛素抵抗、高胰岛素血症；④脂肪细胞可产生过多的血管紧张素原等。

2.代谢综合征

约 50%的原发性高血压患者中存在胰岛素抵抗，而胰岛素抵抗、高胰岛素血症与代谢综合征、2 型糖尿病密切相关。2 型糖尿病患者高血压的发生率为非糖尿病患者的 2.5～3 倍。基因研究发现，有过氧化物酶体增殖物活化受体γ（PPAR-γ）基因突变者首先出现高胰岛素血症，随之出现高血压、高密度脂蛋白胆固醇（HDL-C）低，提示高血压与代谢性疾病有关。胰岛素抵抗时血压升高的机制可能是胰岛素水平升高影响钠钾 ATP 酶与其他离子泵，促使细胞内 Na^+、Ca^{2+} 浓度升高，并使交感神经活性增强，促进肾小管对水、钠的重吸收，提高血压对盐的敏感性，以及减少内皮细胞产生一氧化氮，刺激生长因子（尤其是平滑肌）和内皮素的分泌等。

（四）高血压与饮酒及其他因素

1.饮酒

过量饮酒也是高血压发病的危险因素，人群高血压患病率随饮酒量的增大而升高。虽然少量饮酒后短时间内血压会有所下降，但长期少量饮酒可使血压轻度升高，过量饮酒则使血压明显升高。如果每天平均饮酒＞3 个标准杯（1 个标准杯相当于 12g 酒精，约合 360g 啤酒，或 100g 葡萄酒，或 30g 白酒），收缩压与舒张压分别平均升高 3.5 mmHg

和 2.1 mmHg，且血压上升的幅度随着饮酒量的增大而增大。我国饮酒人数众多，部分男性高血压患者有长期饮酒嗜好和饮烈度酒的习惯，因此更应重视长期过量饮酒对高血压产生的影响。饮酒还会减弱降压药物治疗的效果，而过量饮酒可诱发脑出血或心肌梗死。

2.其他因素

高血压发病的其他危险因素包括年龄、缺乏体力活动等。前列腺素系统与 RAAS 有密切关系，高血压的形成可能与肾髓质合成具有扩血管作用的前列腺素 A 或 E 不足有关。缓激肽系统可能参与其中，与 ACE 促进缓激肽降解而使扩血管作用消失有关。升压素、内皮素等肽类物质也应引起重视，但尚未明确与高血压的因果关系。吸烟可能也是引起高血压的原因。

三、临床表现

根据起病和病情进展的缓急及病程的长短，将原发性高血压分为缓进型高血压（良性高血压）、急进型高血压（恶性高血压）。急进型高血压占原发性高血压的 1%～5%。

（一）缓进型高血压

1.发病特点

①多为中青年起病，有家族史者年龄相对较轻。②起病隐匿，病情发展慢，病程长。③早期血压间歇性升高，精神紧张、情绪变化、劳累等常为诱因，而后血压逐渐变为持续性升高。④约半数无症状，体格检查或因其他疾病就医时发现，症状多发于早期血压波动时，血压持续升高后症状反而减轻或消失，主观症状与血压升高的程度并不完全一致，少数发生重要脏器的并发症后才明确诊断。

2.临床表现

（1）神经精神系统：常见症状为头痛、头晕和头涨，或有颈项扳紧感。头痛多位于前额、颞部和枕部；头晕暂时或持续，少见眩晕，与内耳迷路血管障碍有关。特点是降压治疗有效，但降压过快也可导致头晕、头痛。长期高血压可导致缺血性和出血性脑卒中，临床表现可轻可重。

（2）心血管系统：左心室肥厚，主动脉瓣第二心音（A_2）亢进。随病情发展出现舒张功能不全的临床表现。

（3）肾脏：肾小动脉血管病变的程度与高血压程度及病程密切相关。早期无临床表现，随着肾功能损伤加重，出现多尿（夜尿增多明显）、尿比重降低（固定在 1.01 左右）。肾功能进一步减退，出现尿量减少、肌酐清除率下降等严重肾功能不全的表现。需要强调的是，在缓进型高血压中，患者出现尿毒症前，多数因心脑血管并发症而死亡。

（二）急进型高血压

急进型高血压主要为：①多在青中年发病，男女发病比例为 3 : 1；②起病较急，或由缓进型高血压转化而来；③典型表现为血压显著升高，舒张压多持续≥130 mmHg；④脑缺血症状，如头晕、头痛更为显著；⑤病情严重且发展迅速，常于数月至 2 年内发生重要脏器的损害，出现脑卒中、心力衰竭、肾功能衰竭及视物模糊或失明，以肾损害最为显著。

四、病史收集与辅助检查

诊断性评估前，要进行病史收集、体格检查和实验室检查等。主要评估内容：①定血压水平及其他心血管病危险因素；②判断高血压的原因，明确有无继发性高血压；③寻找靶器官损害及相关的临床情况，据此作出高血压的诊断并评估患者的心血管危险程度，以指导诊断和治疗。

（一）病史收集

（1）家族史：询问患者有无高血压、糖尿病、血脂异常、冠心病、脑卒中或肾脏病家族史。

（2）病程：患高血压的时间、血压最高水平、是否接受过降压治疗及其疗效与不良反应。

（3）症状与既往史：目前及既往有无冠心病、心力衰竭、脑血管病、外周血管病、糖尿病、痛风、血脂异常、支气管哮喘、睡眠呼吸暂停综合征、性功能异常和肾脏疾病等病史、症状以及治疗情况。

（4）有无继发性高血压的临床表现：如有肾炎史或贫血史，提示肾实质性高血压；有肌无力、发作性软瘫等低血钾表现，提示原发性醛固酮增多症；有阵发性头痛、心悸、多汗，提示嗜铬细胞瘤。

（5）生活方式：脂肪、盐、酒摄入量，吸烟支数，体力活动量以及体重变化等情况。

（6）药物引起高血压：是否服用使血压升高的药物，如避孕药、甘珀酸、滴鼻药、可卡因、安非他明、类固醇、非甾体类抗炎药、促红细胞生成素、环孢素及中药甘草等。

（7）心理社会因素：包括家庭情况、工作环境、文化程度及精神创伤史。

（二）体格检查

有利于发现继发性高血压的线索和靶器官损害情况。包括：①正确地测量血压和心率，必要时测定立卧位血压和四肢血压。②测量BMI、腰围及臀围；观察有无库欣综合征面容、神经纤维瘤性皮肤斑、甲状腺功能亢进症性突眼症或下肢水肿。③听诊颈动脉、胸主动脉、腹部动脉和股动脉有无杂音。④触诊甲状腺，全面心肺检查，检查腹部有无肾脏增大（多囊肾）或肿物。⑤检查四肢动脉的搏动和神经系统体征。

（三）辅助检查项目

1.基本检查项目

心电图、血生化［血钾、空腹血糖、血浆胆固醇（TC）、三酰甘油（TG）、高密度脂蛋白（HDL）、低密度脂蛋白（LDL）、肌酐］、全血细胞计数、血红蛋白和血细胞比容；尿液分析（尿蛋白、尿糖和尿沉渣镜检）。基本检查项目对于发现高血压合并的危险因素及进行危险分层很有价值，是每例高血压患者的必查项目。需要指出的是：①心电图诊断左心室肥厚的敏感性不高，假阴性率为68%～77%，假阳性率为4%～6%；②注意有无贫血，贫血可加重心脏的损害，而且是心力衰竭预后的独立预测因子；③血脂、血糖、尿蛋白等是高血压患者危险分层的重要因素，应当及时检查，并尽早进行危险分层和决定治疗策略。

2.推荐检查项目

24 小时动态血压监测（ABPM）、超声心动图、颈动脉超声、餐后血糖（当空腹血糖≥6.1 mmol/L 时）、同型半胱氨酸、尿白蛋白定量（糖尿病患者必查项目）、尿蛋白定量（用于尿常规检查蛋白阳性者）、眼底检查、胸片、脉搏波传导速度（PWV）及踝肱指数（ABI）等。需要强调以下 6 点：①动态血压监测要规范，报告数据要全面。②尿微量蛋白检查可发现早期肾脏损伤，尽可能检查。③超声心动图是发现心脏损害方便且无创的检查方法，有利于发现左心室肥厚、舒张功能障碍等早期改变。室间隔和（或）左心室后壁厚度＞13 mm，可诊断为左心室肥厚，应注意非对称性。约 1/3 以室间隔肥厚为主，室间隔厚度：左心室后壁厚度比值＞1.3，并注意有无单纯心尖肥厚。舒张期顺应性下降的指标有等容舒张期延长、二尖瓣开放延迟、A 峰明显增高等。④X线胸片检查早期不敏感，晚期可有主动脉改变+左心形态改变+肺淤血。当左心衰竭并发右心衰竭时，肺淤血反而减轻。⑤眼底检查是人体唯一通过无创检查发现小动脉硬化的方法。眼底检查分级：Ⅰ级，视网膜动脉痉挛；ⅡA级，视网膜动脉轻度硬化。ⅡB级，视网膜动脉显著硬化。Ⅲ级，视网膜渗出或出血。Ⅳ级，视神经盘水肿。⑥颈动脉超声是发现大、中等动脉硬化的无创检查方法，对于判定有无动脉硬化、有无粥样斑块以及斑块的稳定性具有重要价值。

3.选择检查项目

对怀疑继发性高血压者，根据需要可以分别选择以下检查项目：血浆肾素活性、血和尿醛固酮、血和尿皮质醇、血游离甲氧基肾上腺素及甲氧基去甲肾上腺素、血和尿儿茶酚胺、动脉造影、肾和肾上腺超声、CT 或 MRI、睡眠呼吸监测等。明确继发性高血压后应针对不同的病因给予针对性治疗。对有并发症的高血压患者，进行相应的脑功能、心功能和肾功能检查。

（四）血压的测量方法及要求

（1）选择符合计量标准的水银柱血压计，或经过验证（英国高血压协会、美国医疗器械协会或欧洲高血压国际协会推荐产品）的电子血压计。

（2）使用大小合适的气囊袖带，气囊应包裹80%以上的上臂。大多数成年人的臂围为25～35 cm 可使用气囊长22～26 cm、宽12 cm 的标准规格的袖带（国内标准气囊的规格：长22 cm，宽12 cm）。肥胖者或臂围大者应使用大规格的气囊袖带，儿童应使用小规格的气囊袖带。

（3）测量血压前，受试者30分钟内禁止吸烟或饮咖啡，排空膀胱，至少坐位休息5分钟。

（4）受试者取坐位，最好坐靠背椅，裸露上臂，上臂与心脏处在同一水平。如怀疑外周血管病，首次就诊时应测量左、右上臂的血压，以后通常测量较高读数一侧的上臂血压。老年人、糖尿病患者及出现直立性低血压者，应加测站立位血压。站立位血压应在卧位改为站立后1分钟和5分钟时测量。

（5）将袖带紧贴缚在被测者的上臂，袖带下缘应在肘弯上2.5cm。将听诊器探头置于肱动脉搏动处。

（6）使用水银柱血压计测压时，快速充气，使气囊内压力达到桡动脉搏动消失后，再升高30 mmHg，然后以恒定的速率（2～6 mmHg/s）缓慢放气。心率缓慢者，放气速率应当减慢。获得舒张压读数后，快速放气至零。

（7）在放气的过程中，仔细听取柯氏音，观察第Ⅰ时相（第一音）和第Ⅴ时相（消失音）水银柱凸面的垂直高度。收缩压读数取柯氏音第Ⅰ时相，舒张压读数取柯氏音第Ⅴ时相。年龄<12岁的儿童、妊娠妇女、严重贫血、甲状腺功能亢进症、主动脉瓣关闭不全及柯氏音不消失者，可以第Ⅳ时相（变音）为舒张压。应相隔1～2分钟重复测量，取2次读数的平均值记录。如果收缩压或舒张压的2次读数相差5 mmHg以上，应当再次测量，取3次读数的平均值记录。

（五）无创动态血压监测

1.临床价值

2011年《英国高血压指南》明确指出，必须进行动态血压或家庭血压监测方能诊断高血压。建议所有诊室血压≥140/90 mmHg 的患者，都必须进行动态血压监测，同时将其用于高血压的分级。分级标准：白天清醒状态下血压≥135/85 mmHg 为 1 级高血压，≥150/95 mmHg 为 2 级高血压。该建议存在较大的争议，但从侧面反映了动态血压监测在高血压诊断方面地位的提升。目前普遍认为，如果条件允许，所有新诊断的高血压患者，或血压尚未达标的患者，或诊室血压已经达标但靶器官损害仍在加重的患者，均需要进行 24 小时动态血压监测。监测目的如下。

（1）明确高血压的诊断：24 小时动态血压能够测量患者不同时间段的血压值，更能真实地反映患者 24 小时血压的变化情况，有利于高血压的确立。动态血压监测更为重要的价值在于排除假性高血压、白大衣高血压或假性正常血压。白大衣高血压是指诊室血压异常升高，但 24 小时血压监测正常。如果白大衣高血压误诊为高血压并进行相应治疗，可能存在潜在的风险。白大衣高血压或单纯性诊所高血压可能是一种特殊的病理生理现象，心血管风险低，但发生率不低，而且部分白大衣现象患者长时间后可能转变为真正高血压。对于高血压患者如果伴有白大衣现象，常被误认为难治性高血压，可通过动态血压监测加以区别。假性正常血压又称为隐匿性高血压，是指充分休息后在诊室测量血压正常，但 24 小时血压监测出现异常升高。属于病理生理状态，具有较高的心血管风险，由于不能及时识别，其心血管风险较发现并得到及时治疗的高血压患者更高。假性正常血压表现为活动状态下血压异常升高，清晨异常升高（晨峰血压）或夜间睡眠状态下血压异常升高（夜间高血压），监测 24 小时动态血压具有特殊的临床价值，特别是高血压患者经过降压治疗后更容易发生晨峰高血压、夜间高血压。单纯夜间高血压可能与摄入过多盐有关，即过多钠盐白天不能充分排泄，而通过升高夜间血压、增加肾血流量和肾小球滤过率而加快水钠排泄。

（2）观察血压的昼夜变化：健康人的血压昼夜变化为杓型，而高血压可表现为杓型，也可表现为非杓型。80%高血压属于杓型，非杓型高血压可能对组织器官影响较大，更易发生心血管事件。动态血压监测有利于发现短时间血压升高，如晨峰血压等。

（3）评价疗效和安全性：主要观察 24 小时、白天和夜间的平均收缩压与舒张压是否达标，计算谷/峰比值和平滑指数，分析降压药物出现抵抗或低血压的原因等。

（4）预后的判断：通过计算 24 小时监测的收缩压和舒张压水平之间的关系，可评估大动脉的弹性功能，预测心血管事件特别是脑卒中的危险。

2.测量方法和要求

①使用经英国高血压协会、美国医疗器械协会或欧洲高血压国际协会推荐的动态血压监测仪，并每年至少 1 次与水银柱血压计进行读数校准，采用"Y"形或"T"形管与袖带连通，二者的血压平均读数应＜5 mmHg。②测压间隔时间可选择 15 分钟、20 分钟、30 分钟，通常夜间测压时间间隔 30 分钟。血压读数应达到应测次数的 80%以上，并且每个小时至少有 1 个血压读数。③动态血压监测的常用指标是 24 小时、白天（清醒）和夜间（睡眠）的平均收缩压和舒张压水平，夜间血压下降的百分比以及清晨时段血压升高的幅度（晨峰）。④动态血压测量期间，应避免过度活动、饮酒、吸烟与喝咖啡等。⑤患者应当记录睡眠时间、晨醒时间及有无其他特殊情况。

3.高血压的诊断标准

24 小时≥130/80 mmHg，白天≥135/85 mmHg，夜间≥120/70 mmHg。夜间血压下降的百分比为（白天血压平均值－夜间血压平均值）/白天平均值，10%～20%为构型，＜10%为非构型。收缩压与舒张压不一致时，以收缩压为准。血压晨峰为起床后 2 小时内的收缩压平均值－夜间睡眠时的收缩压最低值（包括最低值在内的 1 小时内的平均值），≥35 mmHg 为血压晨峰升高。

（六）家庭血压的测量

2011 年《英国高血压指南》明确指出：如果患者不能耐受或无条件进行动态血压监测，建议进行连续多天的家庭血压监测，其诊断标准与动态血压监测相同。2012 年我国专门制定了家庭血压监测专家共识，指出家庭自测血压的必要性。家庭血压适用于一般高血压患者的血压监测、白大衣高血压的识别、难治性高血压的鉴别、长时间血压变异的评价、降压疗效的评估，心血管病危险及预后的预测等。此外，还具有独立的临床价值，如可有效提高高血压患者长期降压治疗的依从性。

家庭血压监测必须做到规范，才能更为准确，避免误差。其测量方法和要求具体包括：①使用经过验证的上臂式全自动或半自动电子血压计（BHS 或 AAMI、ESH）。②家庭血压值一般低于诊室血压值，高血压的诊断标准为≥135/85 mmHg，与诊室血压的 140/90 mmHg 相对应。③一般每天早晨和晚上测量血压，每次测 2～3 遍，取平均值；血压控制平稳后，可每周测量 1 天血压；对初诊高血压或血压不稳定的高血压患者，建议连续测量血压 7 天（至少 3 天），每天早、晚各 1 次，每次测量 2～3 遍，取后 6 天血压的平均值作为参考值。④详细记录每次测量血压的日期、时间以及所有血压读数，而不是仅记录平均值，应尽可能向医生提供完整的血压记录。⑤家庭血压监测（home blood pressure monitoring，HBPM）是观察数天、数周，甚至数月、数年间长期变异情况的可行办法，应当鼓励家庭监测血压，将来可通过无线通信与互联网为基础的远程控制系统，实现血压的实时、数字化监测。⑥对于精神高度焦虑的患者，不建议家庭自测血压。

（七）中心动脉压测量的临床价值

血压具有变异性，而且不同的血管段血压也不相同。血压变化以收缩压、脉压变化较大，而舒张压变化较小。从主动脉到外周大血管，随着管径的不断变小，收缩压呈现逐渐增高的趋势，到达微小的阻力血管（尤其是管径在 300 μm 以下的血管）时，总体上压力是下降的。如果单纯测定肱动脉压力，可能难以反映其他部位的血压，如主动脉压、腘动脉压、踝动脉压等。主动脉压关系到冠状动脉、脑动脉及肾动脉等重要脏器的血液供应，测量中心动脉压比测量肱动脉压更能直接地反映器官的灌注和更为密切地预测心血管的风险。

五、高血压患者靶器官损伤的评估

高血压患者靶器官损伤的识别，对于评估患者的心血管危险、早期积极治疗具有重要意义。在高血压到最终发生心血管事件的整个过程中，亚临床靶器官损伤是极其重要的中间环节。在高血压患者中检出无症状亚临床靶器官损伤是高血压诊断评估的重要内容。

（一）心脏

心电图检查可以发现左心室肥厚、心肌缺血、心脏传导阻滞或心律失常。近年来有报道称，aVR 导联的 R 波电压与左心室重量指数密切相关，甚至在高血压不伴有心电图左心室肥厚时，也可以预测心血管事件的发生。胸部 X 线检查可以了解心脏轮廓、大动脉及肺循环情况。超声心动图在诊断左心室肥厚和舒张功能不全方面优于心电图。必要时采用其他的诊断方法，如 MRI 和磁共振血管造影（MRA）、计算机断层扫描冠状动脉造影（CTCA）、心脏放射性核素显像、运动试验等。

（二）血管

颈动脉内膜中层厚度和粥样斑块可独立于血压水平而预测心血管事件。大动脉硬度预测并评估心血管危险的证据日益增多。多项研究证实，脉搏波传导速度（PWV）增快是心血管事件的独立预测因素。踝肱指数（ABI）能有效筛查外周动脉疾病，评估心血管事件的危险性。

（三）肾脏

肾脏损害主要是根据肌酐的升高、估测肾小球滤过率（eGFR）降低或尿白蛋白排出量（UAE）增多评估。

微量白蛋白尿（MAU）不仅反映了肾小球内皮功能的受损，也是全身血管内皮损伤的一个重要标志。MAU 的存在常常提示动脉粥样硬化性心血管疾病的病理生理过程。大量临床研究证实，与无 MAU 的患者相比，伴 MAU 的高血压和（或）糖尿病患者发生颈动脉内膜增厚、左心室肥厚、缺血性心脏事件，以及外周血管疾病的风险明显增高。MAU 的检测简便易行，且敏感可靠，有助于早期发现肾脏损害与心血管高危人群，因此成为心血管高危患者风险评估时的一项重要指标。

（四）眼底

视网膜动脉病变可反映小血管病变情况。常规眼底检查的高血压眼底改变，按 Keith-Wagener 和 Backer 四级分类法，3 级和 4 级高血压眼底对判断预后有价值。

（五）脑

脑 MRI 与 MRA 有助于发现腔隙性病灶和脑血管痉挛、钙化及斑块病变。经颅多普勒超声对诊断脑血管痉挛、狭窄、闭塞有帮助。目前，认知功能的筛查评估主要采用简易精神状态量表（MMSE）。

六、分类与分级

（一）按血压水平分类

正常血压为收缩压/舒张压＜120/80 mmHg；正常高值为收缩压 120～139 mmHg 和（或）舒张压 80～89 mmHg；高血压为收缩压≥140 mmHg 和（或）舒张压≥90 mmHg。此分类适用于 18 岁以上的成人。将收缩压/舒张压在（120～139）/（80～89） mmHg 定为血压高值，是根据我国流行病学调查研究数据的结果确定。血压在（120～139）/（80～89） mmHg 的人群，10 年后心血管危险比血压水平 110/75 mmHg 的人群增高 1 倍以上；血压在（120～129）/（80～84） mmHg 和（130～139）/（85～89） mmHg 的中年人群，10 年后分别有 45% 和 64% 的高血压发生率。

（二）根据血压水平分级

Ⅰ 级高血压（轻度）为收缩压 140～159 mmHg 和（或）舒张压 90～99 mmHg；Ⅱ 级高血压（中度）为收缩压 160～179 mmHg 和（或）舒张压 100～109 mmHg；Ⅲ 级高血压（重度）为收缩压≥180 mmHg 和（或）舒张压≥110 mmHg。

七、高血压患者的心血管危险分层

高血压患者的心血管危险评估是血压及其他危险因素的综合评估，危险分层是根据个体存在的多种危险因素进行分层，并非单一危险因素。患者心血管危险的分层，有利于确定启动降压治疗的时机，有利于采用优化的降压治疗方案，有利于确立合适的血压控制目标，有利于实施危险因素的综合管理。

（一）心血管危险因素

①高血压。②年龄，男性年龄＞55 岁，女性年龄＞65 岁。③吸烟。④糖耐量受损，餐后 2 小时血糖 7.8～11.0 mmol/L 和（或）空腹血糖 6.1～6.9 mmol/L。⑤血脂异常，

TC≥5.7 mmol/L 或 LDL-C＞3.37 mmol/L，或 HDL-C＜1.0 mmol/L。⑥早发冠心病家族史，一级亲属的发病＜50 岁。⑦肥胖，男性腰围≥90 cm，女性腰围≥80 cm，或 BMI ≥28 kg/m²。⑧高同型半胱氨酸，血浆水平＞10 μmol/L。

（二）心血管危险分层

（1）低危：高血压 1 级，无其他危险因素。10 年内发生主要心血管事件的危险 ＜15%。

（2）中危：高血压 2 级，或 1～2 级高血压伴有 1～2 个其他危险因素。10 年内发生主要心血管事件的危险为 15%～20%。

（3）高危：高血压 3 级，或 1～2 级高血压伴有 3 个及更多的其他危险因素，或伴有靶器官损伤，或糖尿病者。10 年内发生主要心血管事件的危险为 20%～30%。

（4）很高危：高血压 3 级伴有其他危险因素或靶器官损伤、糖尿病，或高血压并发临床疾患。10 年内发生主要心血管事件的危险≥30%。

八、鉴别诊断

1.白大衣高血压

白大衣高血压的发生率较高（约为 30%），临床上应注意鉴别。当诊断有疑问时，可进行冷加压试验，如收缩压增高＞35 mmHg，舒张压增高＞25 mmHg，支持高血压的诊断。动态血压监测或家庭自测血压可明确诊断。

2.假性正常血压

假性正常血压发生率为 10%～30%，预后较白大衣高血压差。临床上对有相应症状和靶器官损伤等临床表现，而诊室血压正常的患者，应考虑假性正常血压的可能，并监测动态血压或家庭自测血压以明确诊断。

3.一过性血压升高

由于血压受情绪、睡眠、运动和特殊饮食等多因素的影响，常呈波动性，因此应当检测非同日血压，并在检查前去除各种影响血压的因素。

4.继发性高血压

血压急骤升高或难治性高血压，尤其发生于年轻人，应当考虑继发性高血压的可能并加以鉴别。

九、治疗

（一）治疗策略

1.治疗目的

最大限度地降低心脑血管并发症的发生和死亡的总体危险。积极干预可逆性心血管危险因素、靶器官损害以及并存的临床疾病。危险因素越多，干预的力度就越大。

2.基本原则

①高血压常伴有其他危险因素、靶器官损害或临床情况，需要进行综合干预。②抗高血压治疗包括非药物和药物治疗，大多数患者需要长期甚至终身坚持治疗。③定期测量血压，规范治疗，改善依从性，尽可能实现降压目标。④坚持长期平稳有效的降压。

3.标准目标

对检出的高血压患者，在非药物治疗的基础上，使用高血压指南推荐的起始与维持降压药物，特别是每天1次就能够控制24小时血压的降压药物，使血压达到治疗目标。同时，控制其他可逆性的危险因素，并有效干预亚临床靶器官损害和临床疾病。

4.基本目标

对检出的高血压患者，在非药物治疗的基础上，使用国家食品与药品监督管理局审核批准的任何安全有效的降压药物，包括短效药物，使血压达到治疗目标。同时，尽可能控制其他的可逆性危险因素，并有效干预亚临床靶器官损害和临床疾病。

5.降压目标

在患者耐受的情况下，逐步降压并使血压达标。一般高血压患者，应将血压（收缩压/舒张压）降至<140/90 mmHg；年龄≥65岁的老年人，收缩压应控制在<150 mmHg，如能耐受可进一步降低；伴有肾脏疾病、糖尿病或病情稳定的冠心病患者的治疗宜个

体化，一般可以将血压降至＜130/80 mmHg；脑卒中后的高血压患者一般血压目标为＜140/90 mmHg。处于急性期的冠心病或脑卒中患者，应当按照相关指南进行血压管理。舒张压＜60 mmHg 的冠心病患者，应在密切监测下逐渐实现血压达标。

6.策略选择

全面评估患者的总体危险，并在危险分层的基础上作出治疗决策。

（1）较高危的患者：立即开始对高血压及并存危险因素和临床情况进行综合治疗。

（2）高危患者：立即开始对高血压及并存危险因素和临床情况进行药物治疗。

（3）中危患者：对患者血压及其他危险因素进行为期数周的观察，并评估靶器官损害情况，然后决定是否及何时开始药物治疗。一般在进行治疗性生活方式干预的基础上，监测血压及其他危险因素 1 个月，如收缩压≥140 mmHg 和（或）舒张压≥90 mmHg，开始药物治疗；如收缩压＜140 mmHg 和（或）舒张压＜90 mmHg，继续监测和积极纠正不良的生活方式。

（4）低危患者：对患者进行较长时间的观察，反复测量血压，尽可能进行 24 小时动态血压监测，并评估靶器官损害情况，然后决定是否给予药物治疗。一般在有针对性生活方式干预的基础上，监测血压及其他危险因素 3 个月，如收缩压≥140 mmHg 和（或）舒张压≥90 mmHg，应考虑药物治疗；如收缩压＜140 mmHg 和（或）舒张压＜90 mmHg，应继续监测和积极纠正不良的生活方式。

（二）非药物治疗

健康的生活方式对高血压患者（包括正常高值血压）是有效的治疗方法，在降低血压的同时，显著影响其他危险因素和相关的临床情况。

1.改善高钠、低钾的摄入

钠盐可显著升高血压及高血压发病的危险，而钾盐可拮抗钠盐升高血压的作用。对于所有高血压患者，均应限制钠盐摄入量，并增加食物中钾盐、蔬菜和水果的摄入量，对肾功能良好者使用含钾的烹调用盐。每人每日食盐量逐步降至 6g，收缩压可降低 2～8 mmHg。

2.控制体重

减轻体重可起到显著降压效果。BMI≥28 kg/m²，或腰围≥95/90 cm（男/女），应当减重；BMI≥24 kg/m²，或腰围≥90/85 cm（男/女），应当控制 BMI。最有效的措施是控制能量的摄入和增加体力活动，通常以每周减重 0.5～1 kg 为宜。对重度肥胖患者，在医生指导下应用药物减肥。每减重 10 kg，收缩压可下降 5～20 mmHg。合理膳食并且营养均衡，收缩压也可降低 8～14 mmHg。

3.限制饮酒

限制饮酒可显著降低高血压的发病率。每天酒精摄入量男性不应>25 g，女性不应>15g，不提倡高血压患者饮酒。如果饮酒，则宜少量：白酒、葡萄酒（米酒）、啤酒量分别少于 50 mL、100 mL 和 300 mL。每天白酒<50 g，葡萄酒<100 g，啤酒<250 g，收缩压可降低 2～4 mmHg。

4.戒烟

吸烟与高血压并无明确的关联，但已成为冠心病的第二大危险因素。任何年龄的戒烟均有益。

5.体育运动

对身体产生多重有益的作用，可降低血压、改善糖代谢、消耗能量等。要求每天进行适当的 30 分钟以上的体力活动，而每周则应有 1 次以上的有氧体育锻炼。运动形式与运动量均根据个人的兴趣和身体状况而定。每周中等量运动 3～5 次，每次 30 分钟左右，收缩压可降低 4～9 mmHg。

6.精神与心理

心理或精神压力可引起心理应激（反应）。长期过量的心理反应，尤其是负性的心理反应会显著增加心血管事件的风险。精神压力增大的主要原因包括过度的工作和生活压力及病态心理（抑郁症、焦虑症、A 型性格等），应当进行心理与药物干预。

（三）药物治疗

1.降压药物分类

根据作用机制分为容量依赖性降压药物和 RAAS 与交感神经抑制剂，前者包括利尿剂、钙通道阻滞剂，通过利尿和扩血管降低血压；后者包括血管紧张素转换酶抑制剂（ACEI）、血管紧张素 II 受体阻滞剂（ARB）、β受体阻滞剂，通过抑制交感神经系统和 RAAS 而发挥降压作用。根据作用时间分为短效、中效和长效。短效和中效降压药物需要每天多次服药，血压控制不稳定，同时短效和中效容量依赖性降压药物在降低血压的同时具有部分交感神经激活的作用，临床上除非病情需要，一般不选用。

2.降压药物应用原则

遵循四项原则，即小剂量、长效药、联合性、个体化。

（1）小剂量：初始治疗时，通常采用较小的有效治疗剂量，并根据需要，逐步增加剂量。降压药物需要长期或终身使用，药物的安全性和患者的耐受性不亚于甚至更胜于药物的疗效。小剂量初始用药的目的主要为：①防止血压下降过快诱发不良反应；②更于观察药物效果，有利于下一步用药剂量的确定；③即使发生不良反应，也相对较大剂量轻微。

（2）长效药：尽可能使用能够具有 24 小时降压作用的长效药物，即每天 1 次服药，以有效控制夜间血压和晨峰血压，更有效地预防心脑血管并发症的发生。

（3）联合性：联合用药的目的是药物降压的叠加和放大作用、不同药物对心血管的保护作用、药物不良反应的互相抑制作用。在低剂量单药治疗疗效不满意时，可以采用两种或多种药物联合治疗。对于血压≥160/100 mmHg 或中危以上的患者，起始即可采用两种小剂量药物联合治疗或用小剂量的复方制剂。目前，两种药物联用的临床试验证据比较充分，而多种药物联用仅有钙通道阻滞剂+ACEI+噻嗪类利尿剂有充分的循证医学证据。

（4）个体化：根据患者的个体不同的临床情况选用降压药物，尤其是伴有靶器官损伤或靶器官疾病。《英国高血压指南》明确提出：按照年龄选用药物，将会使降压药物的选用更加合理。RAAS 抑制剂和β受体阻滞剂可能对低龄高血压患者更为敏感。

3.钙通道阻滞剂的作用特点与临床选择

（1）二氢吡啶类钙通道阻滞剂：主要通过阻断血管平滑肌细胞上的"L"形钙通道发挥降压作用。临床试验证实，以其为基础的降压治疗方案能够显著降低高血压患者脑卒中的危险。亚洲钙通道阻滞剂临床应用增加建议强调了其降压优势与预防心脑血管疾病尤其是脑卒中的作用，主要原因如下：①我国人群钠盐摄入量较高，钠盐敏感性高血压更为多见，作用于容量血管的钙通道阻滞剂较噻嗪类利尿剂更为有效。②国内进行过较大样本的降压临床试验，钙通道阻滞剂降压与预防心血管并发症疗效确切。③多个 Meta 分析显示，更有效预防脑卒中，与其他种类的药物相比差别＞10%。④与其他四类药物联用均有协同或相互减弱不良反应的作用。

（2）非二氢吡啶类钙通道阻滞剂：维拉帕米和地尔硫草可用于降压治疗，尤其适用于并发心绞痛、颈动脉粥样硬化、室上性心动过速患者。可与利尿剂、ACEI、ARB联用。常见不良反应主要由负性变时和变力作用引起。禁用于心力衰竭、窦性心动过缓、Ⅱ度以上的房室传导阻滞（AVB）。其与β受体阻滞剂合用时可加重负性变时和变力作用，特别是避免维拉帕米与β受体阻滞剂的合用。地尔硫草可致牙龈增生，维拉帕米易致便秘，二者均可增加地高辛的血浆浓度。

4.ACEI 或 ARB 的降压作用特点与临床选择

（1）ACEI：通过抑制血管紧张素转换酶，使血管紧张素Ⅰ转化为血管紧张素Ⅱ受到抑制，血管紧张素Ⅱ是强有力的血管收缩剂。大规模临床试验表明，ACEI 对于高血压患者具有良好的靶器官保护和心血管终点事件的预防作用。更适用于心力衰竭、左心室功能不全、心肌梗死后、左心室肥厚、颈动脉粥样硬化、糖尿病肾病、非糖尿病肾病、蛋白尿/微量白蛋白尿、代谢综合征、新发心房颤动的预防（尤其是左心室功能不全者）。临床常用的 ACEI 有羟基类卡托普利，羧基类贝那普利、培哚普利和赖诺普利，磷酸基类福辛普利等，对糖脂代谢无不良影响，常见的不良反应为持续性干咳，多见于用药初期，症状较轻者可坚持服药。少见的不良反应有低血压、皮疹，偶见血管神经性水肿、粒细胞减少和味觉异常，长期应用可导致血钾升高。禁忌证为双侧肾动脉狭窄、高钾血症及妊娠妇女。

（2）ARB：通过阻断血管紧张素Ⅱ受体1而发挥降压作用。临床上常用药物有氯沙坦、缬沙坦、厄贝沙坦、替米沙坦、坎地沙坦、奥美沙坦。欧美国家大规模的临床试验表明，ARB可降低高血压患者心血管事件的危险；降低糖尿病或肾病患者的蛋白尿及微量白蛋白尿；降低新发糖尿病的风险；有预防高血压、左心室功能不全新发心房颤动的作用。适用于各种高血压患者，为高血压患者的一线药物，更适用于心力衰竭、心肌梗死后、糖尿病肾病、蛋白尿/微量蛋白尿、左心室肥厚、代谢综合征、心房颤动的预防。ACEI不能耐受时ARB常作为替代药物。ARB不良反应少见，无咳嗽不良反应，偶有腹泻，长期应用有可能导致血钾升高。禁用于双侧肾动脉狭窄、高钾血症及妊娠妇女。

5.利尿剂的降压作用特点与临床选择

国内流行病学研究显示，高血压患者中盐敏感的比例约为60%，在老年、肥胖、糖尿病等患者中盐敏感的比例更高。但利尿剂在国内降压治疗中的应用严重不足，尤其是在摄盐量较大的北方地区，与高血压的低控制率有明确的关系。在利尿剂的应用中特别强调：①使用利尿剂的同时不能忽视严格限盐。②Meta分析显示，利尿剂长期应用对糖代谢的影响取决于低钾血症的发生率，而控制血钾降低则可以减少利尿剂引起的糖尿病的发生率。高钠、低钾是我国高血压患者的饮食特点，因此应当在限盐的同时适当补钾，并监测血钾。③对eGFR＜30 mL/（min•1.73 m²）或血肌酐＞200 fmol/L的高血压患者，推荐使用袢利尿剂。④对盐敏感或摄盐量较大的糖尿病患者可使用利尿剂，应注意小剂量，同时限盐和补钾，有利于减少利尿剂对糖代谢的影响。

（1）噻嗪类利尿剂：作用于肾近曲小管，通过利尿排钠而发挥降压作用。初期降压机制主要为利尿排钠，降低血容量和细胞外液量，数周后恢复正常，此后降压作用可能为血管壁内钠离子减少，引起血管张力降低或血管扩张而降压。使用小剂量作用温和而不良反应少，临床常用的是氢氯噻嗪、氯噻酮和吲哒帕胺。氢氯噻嗪口服后2～

6 小时达有效作用，作用维持 12 小时，氯噻酮作用维持 24～48 小时，均在服药 3～4 周降压作用达高峰。吲哒帕胺口服 24 小时达有效作用，服药 3～4 周降压作用达高峰。PATS 研究证实，吲哒帕胺可明显减少脑卒中的再发危险。小剂量噻嗪类利尿剂对糖脂代谢影响很小，与常用的其他降压药合用可显著增强降压的效果。噻嗪类利尿剂适用于心力衰竭、老年高血压、单纯收缩期高血压。对"钠敏感性"和并发肥胖患者效果更好。噻嗪类利尿剂的不良反应与剂量密切相关，常见的不良反应包括血容量不足（较大剂量时）、低钾血症、血糖和尿酸升高。长期应用应当补钾。痛风患者禁用，慎用于高尿酸血症及肾功能不全患者。非固醇类抗炎药可减弱其降压作用，与β受体阻滞剂联用时疲乏感和嗜睡的发生率增多。

（2）袢利尿剂：作用于肾小管髓袢升支粗段的离子通道，阻滞钠和氯的重吸收，从而达到利尿和降压作用。临床常用呋塞米和托拉塞米，作用强而迅速，呋塞米作用时间为 6～8 小时，托拉塞米作用可持续 24 小时。适用于肾功能不全（血肌酐 ＞221 μmol/L）、心力衰竭患者。可与其他常用的四类降压药合用。非甾体类抗炎药可减弱袢利尿剂的作用。常见不良反应为血容量不足、低血压和电解质丢失（如低钠血症、低钾血症、低镁血症）、尿酸升高、继发醛固酮增多等。禁用于高尿酸血症和原发性醛固酮增多症。因增加尿钙排泄，骨质疏松症患者不宜长期使用。

（3）醛固酮受体拮抗剂：拮抗醛固酮而产生利尿和排钠保钾作用，引起细胞外液容量减少和扩张血管。常用的药物有螺内酯（非选择性）、依普利酮（选择性）。降压作用慢而弱，不单独用于降压，常与噻嗪类利尿剂或袢利尿剂联用，不与保钾利尿剂联用。适用于严重心力衰竭、心肌梗死后，也适用于原发性醛固酮增多症及其手术后血压仍升高者。禁用于高钾血症、肾功能不全者。螺内酯与 ACEI 或 ARB 合用时，易发生高钾血症，需监测；长期应用可导致男性阳痿、乳房发育和女性月经紊乱等。

（4）保钾利尿剂：选择性阻断肾远曲小管的钠转运通道，减少其钠钾交换，使尿钠排泄增多而钾排出相对减少。常用药物有阿米洛利、氨苯蝶啶。不单独用于降压治疗，多与噻嗪类利尿剂或袢利尿剂合用，以防止低钾血症的发生。不宜与醛固酮受体拮抗剂合用，而与 ACEI 或 ARB 合用时，需警惕高钾血症的发生。不良反应包括高钾血症、胃肠反应、小腿痉挛、月经不规则等。氨苯喋啶可从尿中析出，诱发尿路结石。

6.β受体阻滞剂的降压作用特点与临床选择

（1）β受体阻滞剂：主要降压机制为阻滞交感神经β受体，抑制激活的交感神经活性，减弱心肌收缩力，减慢心率及抑制肾素释放。美托洛尔、比索洛尔对$β_1$受体具有高度的选择性，因阻断β2 受体而产生的不良反应较少。既可降低血压，又对靶器官具有保护作用，并可降低心血管事件的危险性，特别具有预防猝死的作用。因β受体阻滞剂在高血压患者降压的同时未显著降低心血管事件，其降压地位有所降低。主要适用于心绞痛、心肌梗死后、快速性心律失常、稳定型心力衰竭。降压起效缓慢，1～2 周出现稳定的降压作用。常见不良反应有疲乏、头晕、肢体冷感、激动不安、胃肠不适、心动过缓，可出现心力衰竭加重、抽搐、雷诺现象，还可能影响糖脂代谢。禁用于窦性心动过缓、高度 AVB、支气管痉挛、急性心力衰竭患者，慎用于哮喘、冠状动脉痉挛、AVB、周围血管疾病、重度高脂血症、糖耐量异常者，即使使用也不宜采用常规的降压剂量。糖脂代谢异常必须选用β受体阻滞剂时，宜选用高度选择性β受体阻滞剂。运动员和从事重体力活动者尽量避免使用。长期应用突然停药可发生撤药综合征，尤其是冠心病患者可诱发心绞痛，除非临床必须用药。每次减量不宜过大，尤其是原来使用较大剂量时。本品不宜与维拉帕米合用，与地尔硫䓬合用时要谨慎，需从小剂量开始。与利舍平或含有利舍平的复方制剂（复方降压片）合用可导致重度心动过缓，甚至晕厥。与α受体激动剂如麻黄碱、伪麻黄碱、肾上腺素等合用时明显升高血压。

（2）α、β受体阻滞剂：以阻滞β受体为主，同时兼有阻滞α受体的作用。常用药物包括卡维地洛、阿罗洛尔、拉贝洛尔等。卡维地洛阻滞α、β受体的作用为 1∶7。与β受体阻滞剂相比较，其降压作用明显，β受体阻滞作用略低，与α受体阻滞剂相比较，不引起体位性低血压。不良反应与β受体阻滞剂相似。因可能具有水钠潴留的作用，应与利尿剂联用。

7.α受体阻滞剂的降压作用特点与临床选择

阻断节后肾上腺素能α受体而扩张周围小动脉，分为选择性和非选择性。非选择性α受体阻滞剂有酚苄明、酚妥拉明，同时阻滞α_1、α_2受体；选择性α受体阻滞剂包括哌唑嗪、特拉唑嗪、多沙唑嗪和奈哌地尔，选择性阻滞α_1受体，特点是降压的同时不伴有心排血量的改变。酚苄明作用时间>24小时，酚妥拉明作用时间短暂，需要静脉反复或持续用药。哌唑嗪半衰期为2~3小时，作用时间为6~8小时，起始剂量为1 mg，逐渐增大剂量。特拉唑嗪半衰期为12小时，起始剂量为1 mg，逐渐增大剂量；多沙唑嗪半衰期为11小时，起始剂量为0.5 mg，逐渐增至常规用量，二者均于用药4~8周后作用达高峰。因大规模临床试验提示不能降低高血压患者的心血管事件，甚至有增加心血管事件发生率的趋势，故不作为高血压的首选药物，仅用于高血压伴有前列腺增生、高脂血症和糖耐量异常的患者，或作为难治性高血压联合药物。主要不良反应为头痛、头晕和首剂直立性低血压、水钠潴留。开始用药应在入睡前，以防发生直立性低血压。使用中测量坐立位血压。最好使用控释剂。可与利尿剂、β受体阻滞剂联用。禁用于直立性低血压者，慎用于高龄老年和心力衰竭患者。

8.其他降压药物的作用特点与临床选择

（1）中枢抑制剂：可乐定、甲基多巴通过兴奋中枢神经的α_2受体而减少交感神经的传出冲动，减慢心率，降低心排血量、外周血管阻力，并抑制肾素分泌。莫索尼定通过选择性激动延髓腹外侧核的咪唑啉受体β而降低交感神经活性，引起外周血管扩张和血压下降；与可乐定相比较，对α_2受体的亲和力较弱，在降压的同时无明显的减慢心率和中枢镇静作用。可乐定服用后30分钟血压开始下降，2~4小时达高峰，作用维持4~24小时；甲基多巴2~5小时起效，作用维持24小时；莫索尼定降压作用4~6周最显著。中枢神经抑制剂对不同体位的血压均有显著的降压作用，但不作为首选药物，可用于难治性高血压联合用药时，或用于肾功能不全和血浆肾素增高的患者。甲基多巴用于妊娠高血压综合征是安全的。可乐定可与利尿剂和血管扩张剂联用，因具有降压拮抗作用而不宜与普萘洛尔、胍乙啶、溴苄胺和三环类抗忧郁药合用。主要不良反应包括嗜睡、口干、停药后反跳现象等。甲基多巴可致可逆性肝损害、狼疮综合征，禁用于肝病患者。可乐定禁用于孕妇。

（2）周围交感神经抑制剂：利舍平通过耗竭周围交感神经末梢的去甲肾上腺素而抑制反射性血管收缩和肾素分泌，降压作用温和而持久，口服1周后开始下降，2～3周达最低水平。不作为首选药物单独使用，但可作为难治性高血压的联合用药，也适用于交感神经活性过度增强和血浆肾素增高的患者。不能与单胺氧化酶抑制剂合用。主要不良反应为鼻塞、抑郁、增加胃酸分泌而加重溃疡、诱发胆绞痛等。禁用于溃疡病、精神抑郁患者。

（3）节后交感神经抑制剂：胍乙啶降压机制为耗竭节后交感神经末梢的去甲肾上腺素，阻碍肾上腺素能节后神经末梢冲动的传递，降低外周小血管阻力，减慢心率，降低心排血量。服药后24～36小时血压下降，停药后作用持续3～4天，降低坐位、立位血压尤为显著。可作为常规降压药物难以控制高血压时的联合用药，与利尿剂合用可增强作用，不宜与单胺氧化酶合用。不良反应与迷走神经张力增强有关，如口干、乏力、腹泻、阳痿，可致直立性低血压。慎用于冠心病、心力衰竭、脑血管病、肾功能不全；禁用于青光眼患者。

（4）直接血管扩张剂：直接作用于小动脉的平滑肌使动脉扩张。常用药物有肼屈嗪、米诺地尔。肼屈嗪服药后作用迅速，3～4小时作用达高峰，持续24小时。米诺地尔作用显著而持久，1次给药降压作用可持续12小时以上，可作为难治性高血压患者的联合用药。肼屈嗪可安全地用于妊娠高血压综合征患者，其静脉制剂可用于妊娠高血压综合征急症的治疗，口服制剂可用于肾功能不全者，并可与β受体阻滞剂、利尿剂或中枢交感神经抑制剂联用。常见不良反应包括头痛、头晕、乏力、呕吐、腹泻、心率增快、周围神经炎等。长期大量（＞400 mg/d）服用可引起类风湿关节炎和狼疮综合征。禁用于冠心病、主动脉夹层、心动过速及近期脑出血患者。

（四）联合用药

1.联合用药的目的

①提高降压疗效，降压作用机制不同但具有互补性，不同药物的疗效具有相加作用。联合用药较单药治疗使血压达标更早，单药治疗有效率约为60%，两药联合可达90%；单一用药增大剂量与降压之间并非呈线性关系。②降低心血管事件，高血压患者心血管事件的降低主要来自血压的控制，但高血压并发靶器官亚临床损害或并发临床疾病时，常需联合用药。联合用药有不同的作用机制，有利于重要器官的保护和预防心血管事件。③抵消不良反应，合理选用药物联合降压，可互相抵消和减弱药物的不良反应。起始给予两药小剂量，较单药给予全量的不良反应更小。④提高患者依从性，药物效果增强使患者依从性提高，固定复方制剂对于患者的依从性可能更高。

2.联合用药的适应证

2级高血压和（或）伴有多种危险因素、靶器官损害或临床疾患的患者，往往初始治疗即需要应用两种小剂量降压药物。如仍不能达到目标水平，可在原药基础上加量或可能需要3种以上的降压药物。

3.常用的联合用药方案

（1）两药联合方案：①优先使用：二氢吡啶类钙通道阻滞剂+ACEI；二氢吡啶类钙通道阻滞剂+ARB；ARB+噻嗪类利尿剂；ACEI+噻嗪类利尿剂；二氢吡啶类钙通道阻滞剂+噻嗪类利尿剂；二氢吡啶类钙通道阻滞剂+β受体阻滞剂。②一般使用：利尿剂+β受体阻滞剂；α受体阻滞剂+β受体阻滞剂；二氢吡啶类钙通道阻滞剂+保钾利尿剂；噻嗪类利尿剂+保钾利尿剂。③不作为常规使用：ACEI+β受体阻滞剂；ARB+β受体阻滞剂；ACEI+ARB；中枢作用药+β受体阻滞剂。ACEI+β受体阻滞剂虽然降压方面无协同作用，但在某些交感神经活性增高、高动力循环状态的高血压患者可以选择，尤其适用于心力衰竭患者。

（2）三药联合方案：在两药联用方案的基础上加用另一种降压药物，其中二氢吡啶类钙通道阻滞剂+ACEI（或ARB）+噻嗪类利尿剂最为常用。

（3）四药联合方案：主要适用于难治性高血压患者，可以在上述三药联用的基础上加用第 4 种药物，如β受体阻滞剂、螺内酯、可乐定或α受体阻滞剂。

（4）固定配比复方制剂，又称单片固定复方制剂。通常由不同作用机制的两种小剂量降压药组成。与分别处方的降压联合治疗相比，其优点是使用方便，能够改善治疗的依从性。大规模临床试验证明，氨氯地平/缬沙坦（5 mg/80 mg）固定配比复方制剂能够进一步降压，对 2～3 级高血压或某些高危患者可作为初始治疗药物的选择之一。降压药与其他心血管药物组成的固定配比复方制剂有二氢吡啶类钙通道阻滞剂+他汀类、ACEI+叶酸。应用时注意其相应的成分、剂量、适应证、禁忌证或可能的不良作用。

（五）高血压患者并发其他危险因素的处理

1.调脂治疗

临床大规模试验证实，降脂治疗使高血压患者脑卒中的危险显著降低；对于冠心病并发高血压患者能够明显减少冠心病事件及总病死率。他汀类药物调脂治疗对高血压或非高血压患者预防心血管事件的效果相似，均能有效降低心脑血管事件；小剂量他汀类药物用于高血压并发血脂异常安全有效。他汀类药物降脂治疗为心血管危险分层为中危、高危的患者可带来显著临床获益，但低危人群未见获益。基于安全性及效益/费用比的考虑，低危人群的一级预防使用他汀类药物仍应慎重。

2.血糖控制

高血压并发糖尿病时心血管病发生危险更高。英国前瞻性糖尿病研究（UKPDS）显示，强化血糖控制较常规血糖控制预防大血管事件的效果并不显著，但可明显降低微血管并发症。控制血糖的目标是空腹血糖≤6.1 mmol/L，糖化血红蛋白（HbAlc）≤6.5%。对于老年人、并发症多、自理能力差的患者，空腹血糖≤7.0 mmol/L 或 HbA1c≤7.0%、餐后血糖≤10.0 mmol/L 是合理的。对于中青年糖尿病患者，要求空腹血糖≤6.1 mmol/L、餐后血糖≤8.1 mmol/L、HbA1c≤6.5%。

3.抗血小板药物

①高血压并发稳定型冠心病、心肌梗死、缺血性脑血管病，或短暂性脑缺血发作（TIA）史及并发周围动脉硬化疾病患者，应用小剂量阿司匹林每天 100 mg 进行二级预防。②并发血栓症急性发作，如急性冠状动脉综合征、缺血脑卒中或 TIA、闭塞性周围动脉粥样硬化症时，应当使用阿司匹林，通常急性期给予负荷量每天 300 mg，然后应用小剂量（每天 100 mg）作为二级预防。③高血压并发心房颤动的高危患者宜口服抗凝剂，中、低危患者或不能口服抗凝剂的患者可给予阿司匹林。④高血压并发糖尿病、心血管高危者可用小剂量阿司匹林（每天 75～100 mg）进行一级预防。⑤阿司匹林不能耐受者，可用氯吡格雷（每天 75 mg）替代，使用时须在高血压控制稳定（＜150/90 mmHg）后开始应用，并筛选出血的高危患者。

4.多种危险因素的综合干预

强调综合心血管危险因素的干预，并使各种可逆性危险因素达到目标水平，能进一步降低心脑血管事件。综合干预是多方面的，包括降压、调脂、控制血糖、抗血小板或抗凝等。对于叶酸缺乏者，补充叶酸也是综合干预的措施之一。

十、防治策略

（一）全人群防治策略

包括政策发展和环境支持、公众健康教育、社区参与、工作场所干预（医院、单位、学校）。

（二）易患人群防治策略

高血压易患人群的筛选包括正常高值血压人群、超重和肥胖、酗酒及高盐饮食。高血压易患人群的防治包括健康体检（一般询问，身高、体重、血压测量，尿常规、血糖、血脂、肾功能和心电图检查等）、控制危险因素的水平（对高危个体随访管理和生活方式指导）。

（三）社区分级管理

根据实际情况采用多种多样的随访方式，达到患者方便、随访顺利完成即可。需要强调的是，高血压一旦发生，需要终身管理。

（1）一级管理：低危患者；建立健康档案；立即开始治疗性生活方式；观察3个月，血压未达标可考虑药物治疗，每3周1次随访血压；血压达标且稳定后，每3个月1次随访血压；测量腰围和BMI，每2年1次；检测尿常规、血脂、血糖、肾功能、心电图，每4年1次。

（2）二级管理：中危患者；建立健康档案；立即开始治疗性生活方式；随访观察1个月，血压未达标可开始药物治疗，每2周1次随访测量血压；血压达标且稳定后，每2个月1次随访测血压；测量腰围和BMI，每年1次；检测尿常规、血脂、血糖、肾功能、心电图，每2年1次。

（3）三级管理：高危和极高危患者；建立健康档案；立即开始治疗性生活方式；立即给予药物治疗；血压未达标可每周1次随访测血压；血压达标且稳定后，每个月1次随访血压；测量腰围和BMI，每6个月1次；检测尿常规、血脂、血糖、肾功能、心电图，每年1次；根据患者情况选做眼底、超声心动图检查。

（四）社区防治效果评价指标

评价指标包括管理率、管理人群的血压控制率（时点达标和时期达标）、高血压知晓率、服药率、控制率（主要指标）。

第二节　儿童与青少年高血压

儿童、青少年的身体指标随着年龄变化较大，不能以一个单纯的血压指标作为其高血压的诊断标准。世界各国儿童、青少年的身体指标不同，其高血压诊断的标准数据来源也不相同。

根据美国第四次健康营养状况调查报告，2006年美国国家高血压教育计划委员会（NHBPEP）和2009年欧洲心脏学会/高血压学会（ESC/ESH）制定儿童、青少年高血压的诊断标准为：正常血压指收缩压、舒张压低于年龄、性别及身高的90%；高血压指收缩压和（或）舒张压持续≥95%，并以听诊法在至少 3 次不同时间测量；临界高血压（美国称为高血压前期）是指平均收缩压/舒张压≥90%并＜95%。如儿童、青少年血压≥120/80 mmHg，即使＜90%仍视为临界高血压。此外，该诊断标准还提供了儿童、青少年高血压的分期标准，1 期是高血压水平在 95%～99%+5 mmHg；2 期是高血压＞99%+5 mmHg。儿童、青少年高血压 2 期时应进行评估和治疗。

一、危险因素

流行病学资料表明我国原发性高血压逐年上升，起病年龄趋向年轻化，与儿童、青少年超重与肥胖日渐增多、学习和工作压力普遍较大、不良饮食生活习惯等多种因素有关。

1.家族史与遗传倾向

相关研究表明，有 86%的青少年原发性高血压患者有高血压家族史；随访 7～18 岁有高血压家族史的青少年，收缩压＞90%组于成年后患高血压的概率是收缩压正常组青少年的 4 倍，舒张期高血压组成年后患高血压的概率是正常组的 2 倍；有高血压家族史的健康青少年组颈总动脉中膜厚度明显高于无高血压家族史组。

2.体重指数（BMI）

儿童、青少年超重与肥胖的发生率呈升高趋势。前瞻性研究证实，超重与肥胖是高血压的主要因素，并且独立于吸烟、缺乏运动等其他因素，提示青少年时期 BMI 与高血压呈明显相关，并且与成人超重与肥胖及其他因素相比更有预测价值。有研究显示，BMI 为 22～25 kg/m² 的青少年未来高血压或 2 型糖尿病的发病率明显升高。青少年的腰围主要与收缩期高血压相关，而高脂饮食主要与舒张期高血压相关。有研究认为，BMI 是儿童、青少年的高血压独立预测因素，而非腰围和身高。

3.胰岛素抵抗

国内青少年临界高血压或高血压者糖耐量异常发生率明显高于伴有肥胖的血压正常者。有高血压家族史者血浆胰岛素水平比阴性者高。早期胰岛素分泌异常是胰岛素抵抗和导致青少年早期高血压的初始因素，并且与成人代谢综合征也存在明显的相关性。

4.缺乏运动

多项研究显示，有肥胖、胰岛素抵抗、高胰岛素血症的儿童与青少年往往缺乏运动，而体力运动有助于减少成年期高血压的发病率。但也有研究认为，运动、吸烟尚不能作为儿童、青少年高血压的独立预测因素。

5.心理因素

某些心理因素，如焦虑、紧张、急躁、压抑等均可引起血压短暂升高，早年不良的生活环境增加了将来血压升高的可能性。有研究认为，青少年未来高血压的风险增高与充满敌意和急躁情绪有关，而与焦虑、抑郁及竞争无明显相关。

二、儿童与青少年高血压的特点

1.继发性高血压

临床相对较高多见，与成人高血压相比较，儿童、青少年高血压更为多见。主要发生于青春期前，多数为肾脏疾病或肾血管疾病，部分与药物有关，少数为主动脉瓣或主动脉缩窄、神经系统病变，以及内分泌疾病等引起。儿童与青少年患继发性高血压的可能性与年龄呈负相关，与血压升高的程度呈正相关。

2.无症状性高血压

临床较多见，儿童、青少年高血压多以临界高血压和1期高血压为主，多无明显症状，临床表现隐匿，应注意筛查。

3.早发动脉粥样硬化

较多研究发现，儿童、青少年高血压组血小板聚集和血栓素 B_2 水平明显高于血压正常组，血小板环磷酸腺苷（cAMP）水平则明显降低，一氧化氮水平则代偿性增高；高血压常伴有单核巨噬细胞功能的改变及免疫应答的增强，提示存在高氧化应激的状态，白细胞介素-6 的水平明显增高，单核细胞对内皮细胞黏附力增强；与中老年高血压相比，青少年高血压患者在矫正 BMI 后，C 反应蛋白并不作为高血压的独立预测指标。儿童、青少年炎症反应细胞及其因子的增强是导致动脉硬化的基础因素。

4.早发靶器官损害

儿童、青少年高血压者表现为高血流动力学状态，如心率增快、心脏指数及左室射血分数（LVEF）增高等。青少年临界高血压及高血压者左心室厚度及质量、相对室壁厚度、平均脉压/心排血量和总外周阻力均明显高于血压正常者，而心室舒张早期流速峰值/舒张晚期流速峰值（E/A）值降低，左心室离心性肥大较向心性肥大更为多见。颈动脉中膜厚度是动脉粥样硬化早期重要的预测因素，青少年颈动脉内膜、中膜厚度与血压和 BMI 的升高有关。

5.严重性血压升高

更危险儿童、青少年严重血压升高往往很危险，易发生高血压脑病、惊厥、脑卒中和心力衰竭等，需要紧急治疗。

三、血压测量规范

（一）血压测量基本要求

NHBPEP 建议，年龄＞3 岁的儿童在医疗机构就诊时应常规测量血压；年龄＜3 岁的儿童在下列情况时应该测量血压：①既往有早产、低出生体重，或有其他新生儿期重症监护疾病的病史；②已修复或未修复的先天性心脏病；③反复泌尿系统感染、血尿或蛋白尿；④并发已知的肾脏疾病或泌尿系统畸形；⑤有先天性肾脏疾病家族史；⑥实体器官移植；⑦恶性病和骨髓抑制；⑧应用对血压有影响的药物；⑨其他伴随高血压的全身疾病（如神经纤维瘤、结节性硬化等）；⑩颅内高压。儿童、青少年高血压的测量较成人准确性差，可能与儿童、青少年神经发育不成熟，更易受体力活动、精神压力，以及周围环境的干扰等因素有关。

（二）诊室测量血压

儿童、青少年采用听诊法测量血压的方法与成人基本相同，但也存在某些问题，如血压测量袖带标准问题和采用听诊法还是示波法问题。

在听诊法测压中，早期普遍以科罗特科夫第 1 音为收缩压、科罗特科夫第 4 音作为 13 岁以下儿童的舒张压标志，目前以科罗特科夫第 5 音为舒张压标志。目前臂式示波法测量血压也被普遍应用，该法简单、方便，可直接读数，但其误差较大。以示波法测量血压时，应选用英国高血压协会、美国医疗器械协会或欧洲高血压国际协会推荐产品，并通过听诊法校准。欧洲开始禁用水银柱血压计，但采用听诊法的其他血压计仍可使用。

（三）动态血压监测

动态血压已成为高血压诊治过程中的重要手段，可提供诊室血压无法获得的信息，如夜间高血压、晨间高血压、H 型高血压、白大衣高血压及隐性高血压（又称为隐匿性高血压）等。由于儿童高血压的患病率不清，动态血压测量相对更重要。动态血压测量是以正常血压为参考值，最初的参考值来自欧洲人群。该标准或许不适用年幼儿童，但动态血压监测也是儿童高血压研究的方向。

（四）家庭自测血压

儿童、青少年的家庭自测血压资料较少。与诊室血压相比，其重复性好。家庭自测血压时，每天早、晚 2 次测压，每周测量 6～7 天。儿童家庭自测血压值较白天动态血压低，可能与其白天体力活动较多有关。采用动态血压鉴别儿童和青少年白大衣高血压、隐性高血压，其参考值尚未明了。与成人不同的是儿童、青少年白天活动较多，动态血压与家庭自测血压值可能高于诊室血压。儿童、青少年的白大衣高血压患病率为 1%～44%、隐性高血压的患病率约为 10%，且该类患者左心室体积明显增大。

（五）随访血压

如血压正常，下一次常规体检后再测量；临界高血压患者，间隔 6 个月再测量；高血压 1 期患者如果患儿有症状，间隔 1～2 周或更短时间测量，如果 2 次血压测量均升高，在 1 个月内评估；高血压 2 期患者，在 1 周内评估，如果患儿有症状应立即就诊。

四、临床评估

应针对不同高血压对象进行评估的内容，以便于儿童、青少年高血压的病因诊断、伴随临床情况和靶器官损害的评估。

（一）确诊病因

（1）病史：包括家族史、睡眠史、饮食、体育运动、吸烟、饮酒等，目的是寻找高血压的易患因素与此后的评估。

（2）测定体重、身高、腰围等：目的是计算 BMI 和估测超重和肥胖程度。

（3）检查尿素氮、肌酐、电解质、尿液分析、尿培养、全血细胞分析，目的是除外肾脏疾病、慢性肾盂肾炎和贫血（伴随明显肾脏疾病）。

（4）肾脏超声检查：目的是除外肾脏占位、先天性畸形或者确定肾脏大小。对象均为血压持续≥95%的儿童。

（二）评估伴随的临床情况

（1）空腹血脂和血糖检查：目的是发现高脂血症和代谢异常，对象为血压持续在90%～94%的超重儿童、血压持续＞95%的所有儿童和有高血压，或者有心血管疾病家族史及慢性肾脏病的儿童。

（2）进行药物筛选：找出可导致高血压的化学物质，对象为病史中提示药物或化学物质可能对血压有影响的儿童和青少年。

（3）多导睡眠记录仪检查：目的是发现伴随高血压的睡眠障碍，对象为经常大声打鼾的儿童和青少年。

（三）评估靶器官损害

（1）超声心动图检查：目的是发现左心室肥厚和心脏受累的依据，对象为有多个危险因素和血压持续在 90%～94%的儿童和血压＞95%的所有儿童。

（2）实施动态血压再评估：以发现白大衣高血压和 1 天中异常血压形式，对象为怀疑白大衣高血压患儿和其他特殊类型血压异常的儿童青少年。

（3）检查血浆肾素水平：目的是发现低肾素水平并提供盐皮质激素相关疾病的线索，对象为高血压 1 期的年幼儿童、高血压 2 期所有的儿童青少年和有严重高血压家族史的儿童。

（4）肾血管造影检查：包括肾脏核素扫描、肾脏 MRI 血管显像、肾脏多普勒超声显像、三维 CT 或数字减影血管造影等，目的是发现肾血管疾病，对象为高血压 1 期的年幼儿童和高血压 2 期所有的儿童青少年。

（5）血浆和尿中激素水平、儿茶酚胺水平测定：目的是发现激素介导或儿茶酚胺介导的高血压，对象为高血压 1 期的年幼儿童和高血压 2 期所有的儿童青少年。

五、治疗

（一）治疗原则

（1）明确病因：确诊为儿童、青少年高血压，首先明确病因，排除继发性高血压。如属继发性高血压，应当针对病因进行有效治疗。

（2）防治危险因素：对于儿童、青少年原发性高血压，应尽力寻找高血压的危险因素，如肥胖、高钠饮食、运动减少、睡眠不足以及饮酒、吸烟等，并采取合理措施予以控制。所有儿童、青少年高血压均应进行生活方式的改善，并且贯穿于始终。对于临界高血压、1 期或 2 期高血压，如果超重应当进行体重调节咨询，保持规律的体育运动，并控制饮食。

（3）药物治疗原则：儿童、青少年高血压的心血管终末事件，如心肌梗死、猝死、肾功能不全、心力衰竭相对少见，不宜将其作为降压试验目标，通常以靶器官损害如左心室肥厚、肾功能下降、尿蛋白作为其试验终点。临床上应根据高血压的分期以及并发靶器官损害情况决定药物治疗。对于临界高血压患者，如果无慢性肾脏疾病、糖尿病、心力衰竭或左心室肥厚，无须药物治疗；高血压 1 期患者，如果是症状性高血压、继发性高血压、高血压伴有靶器官损害、1 型或 2 型糖尿病、非药物治疗效果不满意，应当开始药物治疗；高血压 2 期患者应当开始药物治疗，实施单药、小剂量并逐渐加量的原则，必要时联合用药。

（4）血压控制目标：由于儿童、青少年人群缺乏循证依据，血压控制目标未明。理论上应将其控制低于年龄、性别、身高相同分组的 95%，更安全的目标是降至 90% 以下。并发靶器官损害时，其降压目标各不相同。伴有肾脏疾病者，将 24 小时血压控制在平均动脉压的 50% 时，其 5 年肾功能维持相对较好，但蛋白尿可能反弹；控制在

75%时，5 年肾功能控制最好；控制在 90%时，肾功能维护较差。儿童、青少年糖尿病肾病患者，对其降压、减少蛋白尿的治疗缺乏循证依据，治疗策略源于成人强化治疗理念。

（二）改变生活方式的治疗方法

控制体重是肥胖相关性高血压最基本的治疗。规律的体育运动和限制静坐时间可改善体重指数。临界高血压和高血压患者必须进行饮食调整，鼓励以家庭为基础的干预。

儿童期维持正常的体重可减少成年后高血压发病率。青少年体重减轻可使血压下降，而且可减低血压对盐的敏感性，降低其他心血管危险因素如脂质代谢异常和胰岛素抵抗的发生率。控制体重也可以避免药物治疗或推迟药物治疗的开始时间。

鼓励自我控制静坐时间，包括看电视录像、玩计算机游戏等，将静坐时间控制在每天 2 小时以内。定期体育活动对于心血管很有益处，推荐规律的有氧体育运动，每天 30～60 分钟。需注意的是，2 期高血压未被控制时，限制竞技性体育运动。

适宜的饮食调整包括减少含糖饮料和高能量零食的摄入，增加新鲜水果、蔬菜、纤维素和非饱和脂肪酸的摄入，减少盐的摄取，推荐包括健康早餐在内的规律饮食。建议 4～8 岁儿童盐的摄入量为 1.2 g/d，年龄较大儿童为 1.5 g/d。

适于所有儿童、青少年的健康生活方式包括规律体育运动，饮食中富含新鲜的蔬菜、水果、纤维素，低脂饮食，限制钠盐摄入。

（三）药物治疗

目前尚无降压药物被真正批准用于儿童、青少年高血压的治疗，美国、欧洲也未明确从法律上反对应用 AIEI、ARB、钙通道阻滞剂、β受体阻滞剂、利尿剂，以及双肼屈嗪、哌唑嗪。小剂量单药初始治疗是可行的。治疗 4～8 周后血压未明显下降，可增加药量。仍然无效或出现明显不良反应时，应考虑换药。中、重度高血压单药治疗效果不佳，可考虑联合给药。儿童、青少年的降压药物尚无对照研究的比较，但有较低的参考剂量。

（1）β受体阻滞剂：用于治疗儿童、青少年高血压已有多年，它是具有儿童、青少年降压治疗证据的少数药物之一，包括普萘洛尔、阿替洛尔、美托洛尔。一项安慰剂对照的美托洛尔控释片治疗高血压的研究证实，美托洛尔控释片 1.0 mg/kg 和 2.0 mg/kg，在治疗 52 周后，能显著降低收缩压、舒张压，且耐受性好。

（2）钙通道阻滞剂：维拉帕米、硝苯地平、非洛地平、地尔硫草及伊拉地平等均可安全、有效降压。氨氯地平剂量从 0.06 mg/kg 开始，逐渐加至 0.34 mg/kg，具有剂量依赖性降压作用。药代动力学研究显示，年龄≤6 岁儿童与成年人明显不同，建议使用时剂量适当增加。

（3）ACEI：卡托普利在儿童中应用较久，其安全性、有效性得到确认。该药作用时间短，需每天 2～3 次给药。依那普利、赖诺普利的最佳剂量为每天 0.6 mg/kg。福辛普利的量效关系尚未确定。雷米普利主要用于慢性肾病的儿童患者，每天 6 mg/kg 可有效控制 24 小时平均动脉压，低剂量每天 2.5 mg/kg 也可有效降压、减少蛋白尿。

（4）ARB：在儿童中已获得了一些积累数据。氯沙坦降低舒张压的效用有明显的剂量依赖性，起始剂量为每天 0.75 mg/kg，最佳剂量为每天 1.44 mg/kg。伊贝沙坦每天 3.8～5.9 mg/kg 能有效降压、减少蛋白尿，最佳剂量为每天 75～150 mg。坎地沙坦每天 0.16～0.47 mg/kg 能明显降压，无论是否并发蛋白尿，其降压疗效无明显差异。

（5）其他：利尿剂、血管扩张剂及α₁受体阻滞剂用于治疗儿童高血压的历史较久，但多数缺乏临床试验，其起始剂量基于临床经验。

（四）联合用药

目的在于提高降压疗效、减少不良反应。如并发肾脏疾病患者，单药治疗降压作用有限，早期联合给药很重要。联合方案参考《2007 年欧洲高血压指南》。固定复合制剂很少用于儿童，但可能提高其治疗依从性。

第三章　消化内科疾病

第一节　吞咽困难

吞咽困难是指患者的正常吞咽功能发生障碍所导致的吞咽食物或饮水时有梗阻感觉或发噎感，它可由口咽部、食管或贲门的功能或器质性病变引起，它是常见的消化道症状之一。常见的原因有食管癌、贲门癌、食管狭窄和食管动力性疾病（如贲门失弛缓症）等。

一、病因

根据病变部位不同，吞咽困难分为口咽性吞咽困难和食管源性吞咽困难（表1），根据梗阻原因不同可分为机械性梗阻和动力障碍性梗阻。

表 1　常见吞咽困难病因

口咽性吞咽困难	食管源性吞咽困难
口炎、外伤、咽炎、咽后壁脓肿、咽喉结核、急性化脓性扁桃体炎、扁桃体周围脓肿、咽喉部肿瘤、中枢神经系统疾病（脑血管意外、帕金森病、肌萎缩性侧索硬化症、脑干肿瘤等）、周围神经系统疾病（脊髓灰质炎、周围神经病变等）、肌肉疾病（原发性肌病、代谢性肌病、重症肌无力、皮肌炎、多发性肌炎等）、全身感染中毒性疾病（破伤风、狂犬病等）、环咽肌失弛缓症。	急慢性食管炎、食管憩室炎、食管结核、Barrett食管、食管黏膜下脓肿、食管癌、贲门癌、手术后吻合口狭窄、放疗后、酸碱烧伤瘢痕、食管先天性疾病（食管蹼、先天性食管闭锁、先天性食管狭窄）、食管良性肿瘤、食管内异物、食管裂孔疝、食管受压（纵隔疾病、心血管疾病、甲状腺肿大）、风湿免疫性疾病（皮肌炎、硬皮病等）、贲门失弛缓症、弥漫性食管痉。

二、发病机制

正常吞咽过程是指食物在口腔内咀嚼后经过口咽部进入食管，再通过食管进入胃内的过程。包括口咽部吞咽、食管上括约肌（UES）松弛、食管原发性蠕动和食管下括约肌（LES）松弛4个阶段，其中任何一个阶段发生障碍，均可引起吞咽困难。

1.口咽性吞咽困难。口咽性吞咽困难是指食团不能或难以从咽部进入食管。主要影响的是吞咽的前2个阶段。当口咽部有炎症或创伤时，患者可因疼痛不敢吞咽。脑血管意外时，由于损伤了吞咽中枢或控制咽下部及食管上段横纹肌的运动神经节而引起吞咽困难。重症肌无力患者由于咽部肌肉、UES和食管横纹肌运动终板病变，反复吞咽引起横纹肌疲劳，进而导致吞咽困难。皮肌炎、多发性肌炎可累及咽肌和食管横纹肌，导致咽肌收缩减弱或无力，进而引起吞咽困难。

2.食管源性吞咽困难。食管源性吞咽困难是指食团在食管内通过困难，不能顺利到达胃内。主要影响的是吞咽的后2个阶段。食管的梗阻性病变是其主要原因。当食管腔内机械性梗阻或闭塞，如食管癌、贲门癌、食管良性狭窄等，或食管壁外来性压迫，如纵隔肿瘤、主动脉瘤等，以及食管蠕动减弱、消失或异常，如弥漫性食管痉挛、皮肌炎、硬皮病等，均可引起吞咽困难。食管下括约肌（LES）引起吞咽困难的主要机制是食管下括约肌松弛障碍，多见于贲门失弛缓症。

三、诊断

对吞咽困难的患者应仔细询问病史、查体并结合相关检查，首先确定病变部位，是口咽性吞咽困难还是食管源性吞咽困难；对后者应进一步确定其是梗阻性还是动力性，并确定病变性质是良性还是恶性。

（一）病史

1.年龄。出生后或哺乳期就有频繁反食者，要考虑先天性食管疾病，如先天性食管狭窄、先天性食管闭锁、先天性食管过短等；儿童突然出现吞咽困难，多考虑食管异物可能；青壮年出现吞咽困难，要考虑动力障碍性疾病，如贲门失弛缓症；老年人出现吞咽困难，应考虑有无食管癌等恶性疾病。

2.前驱病史。患者有反流、反食、胸骨后疼痛等病史应考虑反流性食管炎；既往有食管、胃手术史，应考虑食管胃吻合口狭窄；吞咽困难与情绪有关，应考虑弥漫性食管痉挛或贲门失弛缓症。

3.与饮食的关系。进行性吞咽困难应考虑食管恶性肿瘤，进干食和流食均有梗阻感则应考虑动力障碍性疾病。

4.吞咽疼痛。口咽部的炎症、溃疡或外伤，进食时吞咽疼痛；食管源性吞咽困难伴有轻重不一的疼痛，部位亦不确切，涉及胸骨后、剑突下、肩胛区、背部、肩部、颈部等处。如果进食酸性饮食或酒精，即刻引起疼痛，多见于食管炎症和溃疡；如进食过冷或过热饮食诱发疼痛，多为弥漫性食管痉挛。

5.声音嘶哑。吞咽困难伴有声音嘶哑,应考虑食管癌引起的纵隔浸润侵及喉返神经，或主动脉瘤、纵隔肿瘤或纵隔淋巴结结核压迫喉返神经。

6.呛咳。吞咽困难伴发呛咳，应考虑是否患有食管癌、贲门癌、贲门失弛缓症或食管憩室等疾病；呛咳较重者须考虑咽部神经肌肉病变或食管癌并发食管气管瘘。

7.食物反流。进流质饮食立即反流至鼻腔及呛咳者，应考虑咽部神经肌肉病变；餐后较久才有反流，多为食管梗阻的近段有扩张或食管憩室内有滞留引起；贲门失弛缓反流物量常较多，常在夜间平卧位时出现，并引起呛咳。

（二）体格检查

体格检查时应注意患者的营养状况，有无消瘦、贫血，有无浅表淋巴结肿大、甲状腺肿大、颈部包块，有无口咽炎、溃疡或外伤，有无舌和软腭麻痹等，必要时做神经系统检查以确定与吞咽有关的脑神经功能有无障碍。

（三）辅助检查

1.食管测压检查。食管测压检查对判断食管的运动功能十分重要，对一些运动功能异常的疾病具有诊断价值。

2.内镜检查。内镜检查可直接观察到病变部位、范围、形态，结合病理组织学检查可确定病变的良恶性，确定病变是在黏膜内还是黏膜下，对食管癌、食管良性肿瘤、食管良性狭窄、食管异物、食管裂孔疝、食管结核、食管真菌感染等疾病具有鉴别诊断意义。

3.X 线检查。胸部 X 线片可以了解有无肺部炎症、纵隔增大、主动脉瘤、左心房增大或心包积液。食管钡餐造影有助于鉴别机械性梗阻和动力性梗阻，腔内梗阻或食管外压迫。

4.超声内镜检查。超声内镜检查可确定病变来自黏膜下还是食管外，并可确定恶性病变的浸润深度。

5.CT 或 MRI 检查。CT 或 MRI 检查有助于发现有无纵隔占位性病变，以及食管癌或贲门癌的浸润情况和淋巴结转移情况；头颈部 CT 或 MRI 还可发现颅内病变。

四、治疗

引起吞咽困难最常见的原因是各种食管疾病，其次是口咽部疾病、与吞咽有关的神经肌肉病变及某些全身性疾病，由于病因不同，因此治疗的措施也不尽相同，但总的原则是减轻或缓解症状，治疗原发病，预防并发症，提高生活质量。

（一）生活方式指导

生活方式指导就是有机械性梗阻的患者应进少渣食物或流质食物；有动力障碍性梗阻的患者应进食温热食物，避免不良刺激；有反流的患者应避免睡前进食，睡觉时抬高床头；口咽部吞咽困难，由于易引起气道吸入或鼻咽反流，患者宜进较稠食物，严重者需经胃管鼻饲。

（二）药物治疗

1.抑酸剂。对反流性食管炎及 Barrett 食管患者应用质子泵抑制剂或 H2 受体拮抗剂，可降低反流物的酸度，有助于黏膜修复、症状缓解。

2.动力药物。对反流性食管炎、系统性硬化病可应用多潘立酮、莫沙必利、盐酸伊托必利等促胃肠动力药物促进食管蠕动；对贲门失弛缓症、弥漫性食管痉挛等可选用硝酸异山梨酯（消心痛）10 mg，3 次/d，或硝苯地平（心痛定）10 mg，3 次/d，有助于改善症状；对重症肌无力可予以新斯的明 0.5 mg，肌内注射，能迅速缓解症状。

3.其他。肿瘤患者应用化疗药物，可使部分患者肿瘤缩小，皮肌炎等风湿免疫性疾病应用糖皮质激素治疗可明显减轻吞咽困难等症状，严重贫血导致的吞咽困难应积极纠正贫血，贫血改善后，吞咽困难症状即可消除。

（三）内镜治疗

1.食管扩张治疗。分为探条扩张、水囊扩张和气囊扩张等方法。前两者适用于机械性梗阻，后者适用于动力障碍性狭窄。

2.食管支架。对失去手术机会的食管贲门恶性病变，置入食管支架可缓解梗阻症状，改善生活质量。对食管炎性狭窄、术后吻合口狭窄反复扩张效果不佳，合并食管胸腔或气管、支气管瘘的患者以及反复扩张效果不好的贲门失弛缓症患者，置入食管支架，有助于病变的修复及巩固内镜扩张治疗的效果。

3.内镜下食管息肉、黏膜下良性包块切除术。在内镜下采用氩气刀、高频电刀及激光等器械切除包块，一般适用于＜3 cm 的包块，但如果包块未侵及外膜层，内镜下切除的指征不严格限于包块的大小。

4.肉毒杆菌毒素注射。内镜直视下 LES 注射肉毒杆菌毒素治疗贲门失弛缓症，有较好的近期疗效。

（四）手术治疗

手术治疗主要用于食管癌或侵及外膜的间质瘤切除，对内镜扩张效果不佳和（或）支架治疗效果不佳的贲门失弛缓症及炎性狭窄的患者以及严重的食管酸碱烧伤患者，也可考虑手术解除梗阻。

（五）营养支持

营养支持主要就是鼻胃管适于短期（几周内）应用，根据患者的耐受程度，营养液可通过注射器注入，也可用泵持续滴注。经皮内镜下胃造瘘术能减少胃食管反流机会及鼻咽不适，可在家里管饲，操作简单、创伤小，临床应用甚广。

第二节　恶心和呕吐

一、概述

恶心与呕吐是临床上常见的症状。恶心是一种可以引起呕吐冲动的胃内不适感，常为呕吐的前驱表现。呕吐则是通过胃的强力收缩迫使胃内容物经口排出的病理生理反射。恶心为上腹部不适、紧迫欲呕吐的感觉，并伴有迷走神经过度兴奋的症状，如皮肤苍白、流涎、出汗、血压下降及心动徐缓等。恶心与呕吐二者可相互伴随或不相伴随。严重或长期呕吐患者，可引起水、电解质紊乱、酸碱失衡和营养障碍。反复的剧烈呕吐可引起胃食管贲门黏膜撕裂综合征，出现不同程度的出血；严重者甚至食管破裂。神志清醒者可因呕吐物吸入而引起肺炎，甚至窒息死亡。

二、发生机制

呕吐是一个复杂的反射动作，其过程包括恶心、干呕与呕吐 3 个阶段。恶心时胃张力和蠕动减弱，十二指肠张力增强，可伴有或不伴有十二指肠液反流，干呕时胃上部放松而胃窦部短暂收缩；呕吐时胃窦部会持续收缩，贲门上升并开放，腹肌收缩，膈肌下降，腹压增加，迫使胃内容物急速而猛烈地从胃反流经食管、口腔而排出体外。与此同时，声门反射性关闭，呼吸停止，软腭、舌骨、喉头抬举，关闭鼻咽与会厌通道，以防胃内容物进入鼻腔及呼吸道。这种复杂而协调的反射动作是在延髓的呕吐中枢完成的。呕吐受延髓呕吐中枢和化学感受器触发区（CTZ）的调节。

呕吐的传入神经冲动来自 3 个方面：末梢神经刺激，由咽、胃肠道、肝脏、胰腺、胆管、腹膜、肠系膜血管、冠状动脉、心脏、泌尿生殖系统等脏器通过迷走神经和交感神经系统的内脏传入神经，直接兴奋呕吐中枢；中枢神经刺激，由视、嗅、味觉等神经反射，精神因素的影响，或脑部炎症、肿瘤、血管性病变，通过大脑皮质、延髓的神经冲动，直接兴奋呕吐中枢；CTZ 刺激，由药物或代谢产物影响化学感受器触发区，触发神经冲动，传至呕吐中枢而使其兴奋引起呕吐。功能性呕吐患者中枢的感受阈一般较低。

呕吐运动的传出神经包括膈神经（支配膈肌）、脊髓神经（支配肋间肌及腹肌）、迷走神经传出纤维（支配咽喉肌）及迷走神经与交感神经内脏支传出纤维（支配胃肠平滑肌），通过协调运动，构成呕吐运动。

三、诊断

（一）病因

1.胃及十二指肠疾病。感染或化学刺激引起的急性胃肠炎、慢性胃炎、消化性溃疡活动期、急性穿孔、幽门梗阻、大量出血、胃黏膜脱垂、急性胃扩张、胃扭转、肠系膜上动脉压迫所致十二指肠淤积、糖尿病神经病变或迷走神经切断术后的胃潴留和卓-艾综合征。

2.小肠与结肠疾病。急性肠炎、急性阑尾炎、机械性肠梗阻、绞窄性疝、急性出血坏死性肠炎、急性克罗恩病、腹型过敏性紫癜、缺血性结肠炎和胃大部切除术后倾倒综合征。

3.肝胆胰疾病。急性肝炎、慢性活动性肝炎、肝硬化、肝癌破裂、急性与慢性胆囊炎、胆石症、胆管蛔虫病和急性胰腺炎。

4.腹膜与肠系膜疾病。急性腹膜炎、膈下脓肿、大网膜扭转、急性肠系膜淋巴结炎和肠系膜动脉栓塞。

（二）诊断

1.病史。病史主要包括呕吐发生的时间。晨间呕吐在育龄女性应想到早孕反应，有时也见于尿毒症或慢性乙醇中毒。鼻窦炎时脓性分泌物刺激咽部，常有晨起恶心与干呕。夜间呕吐多见于幽门梗阻，这是由于日间多次进餐，有大量胃潴留，入夜时胃平滑肌已受明显牵涉而构成较强的传入神经冲动，兴奋呕吐中枢，引起呕吐。呕吐与进餐的关系。骤起集体发病，应首先考虑食物中毒。活动性消化性溃疡病变位于幽门时，因该处有充血、水肿、痉挛，常可导致餐后呕吐。在餐后较久或积数餐之后才出现呕吐，见于消化性溃疡、胃癌、十二指肠病变或肠系膜上动脉压迫等引起的幽门、十二指肠慢性梗阻，也可见于糖尿病性神经病变、迷走神经切断术后引起的胃潴留。呕吐物性质。幽门梗阻的呕吐物含有隔餐或隔日食物，呈腐酵气味，一般不含胆汁。呕吐物中有多量胆汁者见于频繁剧烈呕吐、十二指肠乳头以下的十二指肠和空肠梗阻、胃空肠吻合术后。大量呕吐见于病程较长的幽门梗阻或急性胃扩张。呕吐物有粪臭提示小肠低位梗阻、麻痹性肠梗阻、有近端肠腔内细菌大量繁殖、胃结肠瘘等。腹痛。恶心与呕吐伴有腹痛者，可见于与急腹症相关的疾病，须认真进行鉴别诊断。有时腹痛可在呕吐之后获得暂时缓解，提示消化性溃疡、急性胃炎或高位肠梗阻；但在胆囊炎、胆石症、急性胰腺炎等，则呕吐多不能使腹痛得到缓解。

2.体格检查。患者的精神状态、意识状态及营养状况。须检查有无发热、毒血症、酸中毒、呼吸酮味、尿味、肝臭，有无巩膜和皮肤黄染。应检查心肺情况，腹部检查重点应注意有无胃型、肠型、蠕动波和逆蠕动波，腹部有无压痛或肌卫，有无肝脾大、腹块、振水音等。

3.辅助检查。应根据不同病因选择有利于诊断的辅助检查，如对呕吐物进行性状、镜下观察。怀疑食物中毒时，取呕吐物做细菌培养。疑为化学或药物中毒时对呕吐物行毒物分析，总之，对不同的病因有选择性地采用必要的辅助性检查，以便及时作出诊断。

第三节　消化不良

一、分类

消化不良是一种常见的症状，是指持续增长性或反复发作性的上腹部不适，伴有餐后饱胀、腹部胀气、嗳气、早饱、畏食、恶心、呕吐、大便不成形或腹泻、胃灼热、胸骨后痛及反酸等。根据其发生原因不同可分为器质性和功能性两大类。

（一）器质性消化不良

1.消化系统疾病。消化系统疾病包括食管炎、食管癌、消化性溃疡、胃癌、胃切除术后、卓-艾综合征、结肠癌、溃疡性结肠炎、慢性肠道感染、肠细菌失调、小肠内细菌异常繁殖、胆囊炎、胆石症、慢性肝外胆管阻塞、胰腺炎、胰腺癌、胰腺囊性纤维化、肝炎、肝硬化、肝癌、原发性胆汁性肝硬化、淋巴管阻塞、淋巴细胞瘤、双糖酶缺乏症等。

2.内分泌及代谢性疾病。内分泌及代谢性疾病包括糖尿病、甲状腺功能减退、甲状腺功能亢进、肾上腺皮质功能不全、甲状旁腺功能减退、垂体功能亢进或减退、类癌综合征、电解质紊乱等。

3.心血管疾病。心血管疾病见于缩窄性心包炎、充血性心力衰竭、肠系膜血管功能不全等。

4.免疫性疾病。免疫性疾病包括非热带性口炎性腹泻、克罗恩病、自身免疫性肝炎、桥本甲状腺炎等。

5.其他。如药物（非类固醇抗炎药、抗生素、洋地黄）、慢性中毒（工业、农药、金属）、酒精等。

（二）功能性消化不良

功能性消化不良是指通过各项检查未发现有消化系统及全身器质性疾病，而有消化不良表现者。

二、临床表现

1.器质性消化不良。器质性消化不良具有原发病的临床表现、体征、实验室检查和特殊检查可见。

2.功能性消化不良。功能性消化不良是一组常见的消化道综合征，约 1/3 的人群患过此病，占消化门诊患者的 20%～30%，病因尚不十分明确。临床上有持续性、反复发作的上腹部不适，餐后饱胀，腹部胀气，嗳气、厌食、恶心、呕吐、反酸等症状。经胃镜、胃肠 X 线造影、B 超等检查，除外胃肠和全身器质性病变，可诊断功能性消化吸收不良。

3.发酵性消化不良。发酵性消化不良是由肠内有糖类的异常分解所致，大便呈水样或糊状，多泡沫，呈酸性反应，每日数次至十几次，伴有肠鸣、腹胀与排气增多；如为成形便，则大便量多，多泡沫，状如发酵的面团。大便镜检可发现大量未消化的淀粉粒，用卢戈碘液可染成深蓝、蓝色、棕红等不同颜色。此外，卢戈碘液又可染出大量嗜碱性细胞，如酪酸梭状芽孢杆菌、链状球菌等。双糖酶缺乏症可出现原发性（遗传性或家族性）或继发性（获得性）双糖酶缺乏，包括乳糖酶、蔗糖酶缺乏。非热带性和热带性口炎性腹泻、节段性肠炎、肠道病毒和细菌感染、梨状鞭毛虫病、无β脂蛋白血症、囊性纤维化和溃疡性结肠炎都不能耐受乳糖或有乳糖酶缺乏，使双糖类在小肠积聚而引起消化不良。

4.腐败性消化不良。腐败性消化不良是因肠内有蛋白质异常分解所致。大便溏，呈碱性反应，黄棕色，有特殊臭味。

5.小肠细菌生长过度综合征。小肠细菌生长过度综合征是由于细菌在小肠繁殖引起吸收不良综合征。临床上以腹痛、痉挛、腹胀、脂肪泻、腹泻、体重减轻和营养不良为特征。患者常有糖类吸收不良、蛋白营养不良和维生素缺乏。细菌与内因子竞争摄取食物中的维生素 B_{12}，由维生素 B_{12} 缺乏引起巨幼红细胞性贫血。细菌过度生长影响胆盐代谢，使胆盐浓度降低、非结合胆盐浓度增高和结合胆盐浓度降低，致使肠内微胶粒形成障碍，从而导致吸收不良。

6.短肠综合征。广泛的肠切除术常可引起短肠综合征。一般来说，营养物的吸收受切除小肠部位和范围、是否保留了回盲瓣以及残存肠道适应性等影响，只要保留了近端十二指肠、回肠的后一半和回盲瓣，切除 $40\%\sim50\%$ 的小肠对吸收功能的影响不大，因此不一定引起腹泻和吸收不良。

三、诊断

1.病史。病史就是了解有无引起腹胀、腹鸣、早饱、恶心、呕吐、胃灼热等消化不良的疾病史，尤其是了解有无胃肠、肝胆及胰腺的疾病史。

2.查体。查体应着重了解有无体重减轻、贫血、维生素缺乏、低蛋白血症等。

3.实验室检查。实验室检查主要包括粪便中脂肪测定。脂肪定量分析是诊断脂肪泻简单而可靠的试验。正常人 24 h 内粪便排出的脂肪酸量＜6 g，或脂肪酸吸收系数＞94%；

用 ^{14}C-三酰甘油吸收试验，正常人每小时呼吸排出标记物大于给予量的 3.5%。胃肠道 X 线检查。胃和结肠检查常可提供重要的诊断线索。对发现胃回肠吻合术异常、硬皮病、溃疡性结肠炎和肠瘘等均有重要意义。维生素 B_{12} 吸收的 Schilling 试验。回肠末端病变，胰腺外分泌功能不全的患者也常有维生素 B_{12} 吸收障碍。Schilling 试验也有助于小肠细菌过度生长，特别是盲袢综合征、硬皮病和多发性小肠憩室。如盲袢综合征时 Schilling 试验的第一、二部分异常。适当的抗生素治疗后 Schilling 试验可恢复正常。小肠活检。对吸收不良性疾病的诊断与鉴别诊断很有价值。呼吸试验。^{14}C-甘氨胆酸和 ^{14}C-木糖呼吸试验对细菌过度生长有诊断价值。胰泌素和其他胰腺试验，可了解胰腺功能是否健全。

第四节　消化道出血

消化道出血是指从食管到肛门之间消化道的出血，是消化系统常见的危急重症，严重者危及生命，死亡率高达 5%～12%。轻症可无症状，仅在慢性贫血寻找病因时才得以发现。部分患者出血可以自行停止，但 40% 的患者可以反复出血，5%～10% 的患者需要内镜下或手术治疗，随着消化内镜的发展，目前可将消化道出血部位大致分为上消化道出血、小肠出血和下消化道出血。

一、病因

引起消化道出血的病因众多，可由消化道本身的炎症、血管病变、机械损伤、肿瘤等因素引起，也可因邻近器官或全身疾病累及消化道所致。按消化道病变部位分述如下。

1.上消化道出血。上消化道出血最常见的病因就是消化性溃疡、食管胃底静脉曲张、出血糜烂性胃炎及食管、胃恶性肿瘤等。其他常见原因有：贲门黏膜撕裂伤、食管炎、恒径动脉溃疡、胆道、胰腺出血、胸或腹主动脉瘤破入消化道、纵隔肿瘤或脓肿破入消化道。全身疾病，如凝血机制障碍、尿毒症、结缔组织病等也可引起出血。

2.下消化道出血。下消化道出血最常见的原因就是痔、肛裂，其他常见的病因有结肠癌、肠息肉、肠道炎症性病变（感染性肠炎、溃疡性结肠炎、缺血性肠病等）、肠道憩室、血管病变等。

3.小肠出血。小肠出血见于肠血管畸形、小肠炎症性疾病、小肠平滑肌瘤、缺血性肠病、肠系膜动脉栓塞、肠憩室、肠套叠、肠寄生虫病（血吸虫及钩虫病等）以及一些全身出血性疾病等。

二、临床表现

消化道出血的临床表现取决于失血量及速度、出血部位及性质，与患者的年龄、心肾功能等全身情况也有关。

1.呕血、黑便、血便、隐血。呕血、黑便及血便是消化道出血的明确临床表现。如急性上消化道出血，出血量大且速度快，可呕鲜红色血；如出血后血液在胃内潴留时间较长，与胃酸作用生成酸化血红蛋白，呕血常呈咖啡色。黑便是血红蛋白经肠内硫化物作用形成硫化铁所致，典型者呈柏油样，见于上消化道、小肠或少量右半结肠出血。鲜红色或暗红色血便多来自下消化道或急性上消化道大量出血。消化道少量出血（<5 mL）时，大便颜色无明显变化，隐血试验可呈阳性。

2.贫血、体循环失代偿。贫血常表现为乏力、活动后心悸、头晕、耳鸣以及皮肤、甲床苍白。急性大出血导致的贫血症状容易识别，贫血严重时可导致器官功能障碍。慢性少量消化道出血所致贫血症状常不明显，易被忽略。当患者无明确黑便而以贫血就诊时，应进行大便隐血试验，协助其分析病因。

大量失血初期交感神经兴奋，患者有出冷汗、心悸、口渴等表现，随着失血量进一步增加，各器官灌注减少，可有头晕、晕厥，甚至休克症状。体循环失代偿的发生个体差异较大，老年、体弱患者发生较早，有些甚至可无呕血、黑便、血便等症状。

3.氮质血症。消化道出血时血红蛋白的分解产物在肠道被吸收，致血中尿素氮升高，形成肠源性氮质血症，但一般不超过 14.2 mmol/L，持续 3～4d 可恢复正常。如果升高的 BUN 持续不降，提示活动性出血。

三、诊断

（一）判断是否为消化道出血

根据上述临床表现，对大多数患者诊断消化道出血并不困难。值得注意的是，对于呕血，应注意与口腔、鼻、咽喉出血以及咯血鉴别。对于黑便的判断主要包括：应注意患者描述是否正确，必要时请患者摄下照片或医师亲自观看；注意有无进食动物血、服用铁剂或铋剂等经历；大便隐血试验阴性，可排除消化道出血。当患者以体循环失代偿为突出表现时，应注意与感染性休克、过敏性休克、心源性休克、重症急性胰腺炎以及腹腔内实质脏器破裂等疾病相鉴别。

（二）评估失血量及严重度

当失血量 < 400 mL 时，由于轻度的血容量减少可很快被组织间液和脾脏贮血补充，一般无症状；失血量 > 500 mL 且失血速度快时，患者可有直立性低血压，即立位较卧位血压低 10 mmHg 以上，伴有头晕、乏力、心动过速和血压下降等表现。

（三）判断出血是否停止

肠道积血一般需经 3d 才能排尽，故不能以黑便作为活动性出血的指标。下列表现应考虑活动性出血：仍然反复呕血、黑便，肠鸣音活跃；周围循环不稳定，脉率快、收缩压低、中心静脉压低；红细胞计数、血红蛋白测定持续下降；补液与尿量足够的情况下，血尿素氮持续或再次升高。

（四）判断出血部位及病因

1.病史和查体。在扑朔迷离的出血部位及众多病因中，如何尽早、准确地获得结论，需要有正确的诊断思路，病史和查体对于诊断思路至关重要。基于此，借助各种检查方法获得客观证据，最后完成诊断。

常见的典型病史和阳性体征对诊断的提示如下：呕血、黑便，伴中上腹周期性、节律性、慢性疼痛，提示消化性溃疡；大量呕鲜血，有慢性肝病史，查体发现肝掌、蜘蛛痣、脾大、腹水等，多系肝硬化门脉高压导致食管胃底静脉曲张破裂出血；剧烈恶心、呕吐后呕出鲜血，提示食管贲门黏膜撕裂伤；慢性持续黑便或大便隐血试验阳性半消瘦，要警惕胃癌；有服用损伤胃黏膜药物（如非甾体抗炎药、肾上腺皮质激素等）或严重创伤史，要考虑急性出血性胃炎；60岁以上有肠梗阻和便血者，要考虑结肠肿瘤；60岁以上有冠心病、心房颤动病史者出现腹痛及便血，应考虑缺血性肠病；黄疸、发热、腹痛伴消化道出血，应考虑胆道出血。

2.提供客观证据的常用检查。提供客观证据的常用检查主要包括：对于消化道大出血者，一般应在体循环稳定后 24h 内进行。经积极止血、补充血容量等措施后，仍有活动性大出血时，应创造保障体循环相对稳定的时机，进行内镜检查，根据病变特点行为镜下止血治疗，有利于及时逆转病情，减少输血量及缩短住院时间。选择性血管造影（DSA）。当内镜未能发现病灶，估计有消化道动脉性出血时，应行选择性血管造影及血管介入治疗。在动脉造影前半小时，若病情允许，应停用缩血管药物，以提高动脉造影的阳性率。腹部 CT 对于有腹部包块、肠梗阻征象的患者有一定的诊断价值，特别是既往有腹部血管手术史（如腹主动脉瘤修补术）后便血，怀疑有主动脉小肠瘘的患者可安排此项检查。临时放置胃管。当消化道出血部位不明时，临时放置胃管有助于判断出血部位。

四、治疗

（一）监护

监护主要包括这几个方面：患者宜平卧，保持呼吸道通畅，防止误吸；监测生命体征；暂禁食；观察活动性出血情况。

（二）液体复苏

输液开始宜快，可选用氯化钠溶液、林格液等，补液量根据失血量而定，必要时输血，改善组织供氧和纠正出血倾向。一般年轻且没有持续活动性出血者，血红蛋白维持在 70 g/L 以上即可，老年或有明确心血管病、活动性出血者，血红蛋白应维持在 100 g/L 左右。当活动性大出血时，往往需要建立多个静脉通道，迅速稳定患者的生命体征。

（三）上消化道出血的治疗

1.药物。

（1）抑制胃酸：迅速将胃内 pH 提升至 6.0 以上，有助于促进血小板黏附、聚集而止血，同时减少胃蛋白酶对血痂的"消化"作用，是止血的关键措施。首选质子泵抑制剂（PPIs），如奥美拉唑 40 mg，静脉滴注，1～2 次/d；对于出血程度不重、再出血可能性小的患者可将 H_2 受体拮抗剂，如法莫替丁 20～40 mg 加入葡萄糖或生理盐水中，静脉滴注，1～2 次/d。

（2）减少内脏血流：生长抑素及其类似物奥曲肽可减少内脏血流及抑制胃酸分泌而常用于消化道出血治疗。生长抑素首次以 250 μg 静脉注射，再以 250 μg/h 静脉持续滴注；生长抑素类似物奥曲肽 0.1 mg 静脉注射，然后以 25 μg/h 的速度持续静脉滴注，必要时剂量可加倍。

（3）收缩毛细血管：卡络磺钠能增进毛细血管断裂端的回缩作用，有助于止血，将卡络磺钠 40 mg 加入生理盐水 250 mL 中，静脉滴注，2 次/d；去甲肾上腺素 8 mg 加入生理盐水 100 mL 中，分次口服，促使小血管收缩。

（4）其他局部止血用药：口服铝碳酸镁或硫糖铝混悬凝胶，在出血创面上形成保护膜；凝血酶 1000～4000 U 加水稀释，分次口服；云南白药 0.5 g 加水溶解后口服，3 次/d，也有助于止血。

（5）氨甲环酸：凝血块的溶解是上消化道病变持续出血或再出血的原因，一般使用 PPI 即可。因纤溶酶原抑制剂氨甲环酸等可引起心、脑、肺等多脏器的血栓形成，对于老年、糖尿病、血管炎等患者应慎用，一般不作为首选。

2.内镜。对于上消化道出血病灶应在内镜下给予注射药物、电凝及使用止血夹等止血治疗。

3.手术。大部分患者经过药物及微创治疗后，可避免手术治疗。手术治疗的目的在于明确出血部位，确切止血，消除出血病灶，防止再出血。

（四）下消化道出血的治疗

1.炎症/免疫性病变。下消化道出血是重症溃疡性结肠炎、Crohn 病、过敏性紫癜、多发性结节性动脉炎、类风湿性血管炎、系统性红斑狼疮等疾病常见的临床表现。

抗炎、止血措施：糖皮质激素，大出血时，应给予琥珀酸氢化可的松 300～400 mg/d 或甲泼尼龙 40～60 mg/d 静脉滴注，总有效率约 67%，病情缓解后可改口服泼尼松 20～60 mg/d；生长抑素或奥曲肽，大出血时使用方法同前，少量慢性出血，可皮下注射奥曲肽 0.1 mg，1～3 次/d；5-氨基水杨酸类，适用于少量慢性出血。

2.血管畸形。小肠、结肠黏膜下静脉和黏膜毛细血管发育不良，出血常可自行停止，但再出血率高，可达 50%。内镜下高频电凝或氩离子凝固器（APC）烧灼治疗可使黏膜下层小血管残端凝固，是肠血管发育不良简便、经济和有效的治疗方法，适用于病灶较局限的患者。

3.肠息肉。可在内镜下切除。

4.肠道各种病因的动脉性出血。血管介入治疗。

（五）手术治疗

大部分消化道出血患者经过药物及微创治疗后，可避免手术治疗。手术治疗的目的在于明确出血部位，确切止血，消除出血病灶，防止再出血。

1.消化道出血外科治疗适应证。消化道出血外科治疗适应证主要包括：经内科、微创治疗无效或反复的大出血，危及生命；出血同时合并内科难以治愈且需要外科手术治疗的疾病，如肿瘤、溃疡穿孔及肠道憩室等。

2.禁忌证。禁忌证主要包括：内科、内镜及血管介入治疗有效。患者一般情况差，难以耐受手术；有严重的器官功能不全。

3.手术方式。手术方式是根据具体疾病选择，对于一般情况差的患者，手术力求简单有效，先以挽救患者生命为主，待患者情况允许，择期追加手术，争取根治疾病。恶性肿瘤患者，如条件允许，应尽早考虑根治性手术。

4.术后并发症。术后并发症主要包括：术后出血。术中止血不确切，术后再出血发生率较高。当术中病变无法切除或术后疾病活动，均可引起术后再次出血，如十二指肠溃疡等。其主要表现为术后早期引流管中血液量大，且不减少，出血部位可为原出血病灶或新出现的病灶。术后出血应根据具体病情给予药物、内镜及介入治疗，无效者需考虑再次手术，妥善止血。大量出血导致凝血物质丢失，引起凝血功能障碍。术后应注意监测患者凝血功能，警惕 DIC 的发生。如果术后患者出现出血倾向，且血小板计数减少、凝血酶原时间延长、纤维蛋白原降低等，应考虑 DIC。术后因凝血、呼吸、心血管等功能障碍，发展为多器官功能衰竭。内环境紊乱和低蛋白血症。病情危重、术前血容量不足、手术应激等致使术后容易出现内环境紊乱，如低钾、低钠、低蛋白血症等，一般如无慢性器官功能障碍，经积极内科治疗，多可逐渐恢复。

术前明确出血部位是手术成功的保证。术前尽可能纠正患者的贫血症状，维持有效循环血容量及内环境稳定，有助于减少术后并发症，提高手术安全性。

第四章　脑血管疾病

第一节　原发性脑出血

脑出血系指脑实质内出血，一般指非外伤性脑实质内血管出血，又称为出血性卒中或脑溢血，占脑血管病的 20%～30%。发病率为 60～80 人/10 万人/年，急性期病死率为 30%～40%，是急性脑血管病中最高的。在脑出血中 70%～80%发生于基底节区，脑干和小脑出血约占 20%，是发病率及病死率高的疾病之一。

高血压及动脉硬化症同时并存时，持续高血压使脑内小动脉硬化，发生脂肪玻璃样变，构成微小动脉瘤。脑血管构造不同于体内的其他血管，其脑动脉外膜不发达，无外弹力层，中层肌肉细胞少，其管壁较薄。其深穿支动脉多与主干成直角，如豆纹动脉其血流速度快而呈湍流，当血压突然升高时，血流压力增大易造成该动脉破裂出血。亦可继发于脑梗死患者溶栓和抗凝治疗及脑栓塞后出血。脑实质内动脉炎、肿瘤、淀粉样血管病侵袭破坏脑血管均可导致出血。全身性疾病（败血症、出血热等）、血液病（血小板减少性紫癜和血友病、白血病、再生障碍性贫血）等也可造成脑实质内出血。年轻患者脑出血多因脑实质内先天性动脉瘤、动静脉畸形破裂出血。

一、临床表现

（一）分期表现

自发性脑出血发生于寒冷季节较多，由于寒冷多变的气候下，血管收缩，血压升高及波动致血管破裂出血。其中男性较女性稍多，约 20%患者既往有发作史。发病年龄多在 50～75 岁。以白天发病占多数。脑出血患者其体形为颈部粗短，两肩宽阔，常有高血压家族史。临床症状分为前驱期、发作期、恢复期及后遗症期。现就前驱期表现及发作期表现总结如下。

1.前驱期

对脑出血的前驱症状的认识还很不充分。有部分患者在发病前数小时或数天可有不同程度的头痛、头晕、眩晕或昏厥，肢体发麻，鼻衄，视网膜出血，嗜睡及精神改变。值得特别注意的是，剧烈的后侧头痛或项部痛，运动和感觉障碍，眩晕或昏厥，无视乳头水肿的视网膜出血及鼻衄。凡一切能使血压骤然增高的因素都可以成为脑出血的诱因，如剧烈的情绪波动，用力排便、咳嗽，饱餐与剧烈运动等。

2.急性期（发作期）

脑出血发病一般急骤，多数在 1 小时至数小时内病情发展到高峰。常在数分钟内患者进入昏迷。头痛为急性期首先症状，如大脑半球出血头痛常开始于病初，当血液流入蛛网膜下腔则可出现头痛及后枕部痛。颅内压增高时为全头痛，同时伴有头晕，常出现昏迷。其发生及轻重不完全取决于出血的多少，与出血的部位也有关。根据 Monakow 报道，出血点在三脑室的中央灰白质或丘脑核，昏迷最易发生。大脑半球灰白质受累，则昏迷不易发生，但出血流至脑室，则亦可出现昏迷。呼吸障碍表现深而慢，呈鼾声，出现脑疝时呈潮式呼吸或毕氏呼吸。下丘脑或脑干受到出血的波及或水肿引起植物神经功能障碍，下丘脑的前部到延髓迷走神经核水平的损害均可引起急性胃、食道、十二指肠溃疡与穿孔，致消化道出血。常出现局灶损害的症状，表现言语不清或偏侧肢体无力，偏身感觉障碍，少数患者出现惊厥发作，多为全身性，亦可出现局限性发作，常在起病后 1～2 小时发作，此可能与出血接近皮质有关。

（二）不同部位出血的表现

按不同的出血部位，脑出血还可能有不同的临床特点。

1.基底节区出血

是脑出血最常见部位，占脑出血的半数以上。出血尤以壳核为最好发部位，因为出血主要位于内囊外侧，故称外侧型。出血来源主要是外侧豆纹动脉破裂引起。血肿常向内扩展波及内囊。临床表现与血肿的部位及血肿量有关，但是损伤内囊引起的对侧偏瘫是中等和大量出血较常见的症状。脑皮质凝视中枢受刺激出现头与眼均偏向病灶侧。在出血病灶的对侧表现中枢性面神经及舌下神经瘫痪，上、下肢体随意运动消失，肌张力低下或增高，腱反射开始减低，2～3周后亢进，腹壁反射、提睾反射减弱或消失。出现防御反射和锥体束损害的病理反射。偏身各种感觉迟钝或丧失。如内囊后部损害至视辐射时，产生偏瘫侧的同侧偏盲，即偏瘫、偏身感觉障碍及偏盲的三偏症状。优势半球出血还可有失语表现。

2.丘脑出血

占脑出血的10%～15%。主要是丘脑穿通动脉或丘脑膝状体动脉破裂引起。临床表现视血肿大小和范围而有所不同。当血肿较小且局限在丘脑本身时，可出现嗜睡及表情淡漠，对侧偏身感觉障碍。如病变累及脑干背侧可出现双眼向上凝视，瞳孔大小不等。累及内囊可有不同程度的"三偏"。优势半球的患者，可出现失语，非优势半球受累，可出现体象障碍及偏瘫忽视等。下丘脑出血可出现高热、昏迷、血压升高、内环境紊乱。丘脑出血可出现精神障碍表现为情感淡漠、视幻觉及情绪低落等，还可出现丘脑语言（记忆力减退、计算力下降、情感障碍、人格改变）。

3.小脑出血

小脑出血约占脑出血的10%，多位于一侧小脑半球齿状核及其附近。出血源动脉主要是小脑上动脉和小脑下前动脉小脑下后动脉的分支。主要表现为突发剧烈呕吐、枕部疼痛、眩晕及因共济失调而摔倒。查体可能有颈项强直、眼球震颤及构音不清。如出血较多致第四脑室受压，或出血破入脑室引起梗阻性脑积水时，可致颅内压迅速增高，甚至发生急性枕骨大孔疝，出现生命体征紊乱，甚至危及生命。

4.脑干出血

脑桥是脑干出血的好发部位，约占脑出血患者的10%。出血来源主要是基底动脉发出的供应脑干的穿支。临床表现为起病急剧，突发剧烈头痛呕吐，可立即出现意识障碍，甚至迅速陷入深昏迷。针尖样瞳孔为脑桥出血特征性改变，尚有四肢瘫、核性面瘫及双侧锥体束征阳性。

5.脑室出血

分原发性和继发性。前者少见，后者为脑实质出血破入脑室多见。原发性脑室出血，如侧脑室及第三脑室出血，常突然起病随之进入昏迷，阵发性强直性痉挛。脑膜刺激症状表现颈项强直，克氏征阳性及呕吐。早期即出现呼吸节律、频度以及肺水肿的改变。瞳孔先缩小后散大，面部充血，出汗多。病灶对侧上下肢不同程度的瘫痪。昏迷初期升高的血压逐渐下降。第四脑室出血均是继发于脑干或小脑出血，如出血损害了菱形窝底的延髓生命中枢很快导致死亡，生存时间为1～8小时。

（三）实验室及其他检查

1.颅脑 CT 检查

脑出血急性期，发病后5～7天，血肿为新鲜血液和血凝块，CT 扫描呈现梭形长圆形，或不规则的致密影。严重贫血患者红细胞压积低于20%，血肿可为等密度，甚至为低密度影。亚急性期（发病后1～2周）血肿内红细胞及蛋白质分解和吸收，水分也通过渗透作用进入血肿，CT 扫描可见血肿密度消失，与正常脑组织密度近似，多不可辨认，仅可见占位征象。慢性期（发病1月）血肿周围的神经胶质及血管增生更加明显，形成一定厚度的血肿壁，血肿内红细胞及有形成分大多被吸收，此期 CT 表现为轮周清晰的低密度区及轻微的占位征象。

2.脑脊液

脑出血常破入脑室系统而呈血性脑脊液，血性脑脊液者可占全部脑出血病例86%～90%，约有15%的患者脑脊液清晰透明。脑出血后脑内血肿形成，脑水肿与血液流入蛛网膜下腔等而致颅内压增高。由于脑脊液中混入大量血液，故蛋白明显增高。红细胞进入脑脊液2小时后即开始溶解，10小时后上清液即有血胆红质，一周后脑脊液为澄黄或淡黄色，2～3周后脑脊液为清亮。

脑出血影响下丘脑，可有血糖与尿素氮升高。醛固酮分泌过多可致高钠症。血液中免疫球蛋白增高，抗脑抗体出现较抗血管抗体出现早。出血后一周之内血小板的黏附性和凝集性下降，血小板脆性指数异常，血凝固延迟，而血小板数无改变。

二、诊断与鉴别诊断

（一）诊断

相比较而言，脑出血一般起病较急，发病时间只有数分钟或数小时，但脑出血还是有其逐步发展演变的过程。在起病初期会或多或少表现出一些异常情况，即出现一些有预兆的前驱表现。在发生脑出血的患者中，50%有先兆症状。先兆症状出现后的第一年内发生脑出血的危险性很大，尤其在两个月内最为危险。一旦出现这些先兆表现，就预示着脑出血即将发生，或已是脑出血的前驱阶段。这时如能仔细观察，就能及时发现异常，并到医院争分夺秒地进行治疗，从而控制疾病发展，避免严重后果。

常见的脑出血的先兆症状如下：

（1）突然感到一侧身体麻木、无力、活动不便，手持物掉落，嘴歪、流涎，走路不稳。

（2）与人交谈时突然讲不出话来，或吐字含混不清，或听不懂别人的话。

（3）暂时性视物模糊，以后可自行恢复正常，或出现失明。

（4）突然感到头晕，周围景物出现旋转，站立不稳甚至晕倒在地。这些表现可以短暂出现一次，也可以反复出现或逐渐加重。

当上述先兆症状出现时，患者在思想上既要高度重视，又不能过度紧张以致惊慌失措。情绪要镇静，避免因血压波动而加重病情。应尽快将患者送到医院就诊，并详细告诉医生已出现的先兆表现，以便明确诊断，及时治疗。

（二）鉴别诊断

（1）蛛网膜下腔出血：青、中、老年均可发病，50岁左右为易发年龄，活动中突然剧烈头痛，呕吐，短暂意识丧失或抽搐，有明显脑膜刺激征，动眼神经麻痹，双侧锥体束征，无持久明显肢体瘫痪，此不同于脑出血。

（2）高血压性脑病：起病急，活动时发病。有严重头痛，呕吐，意识障碍（重时昏迷）。常有局限性或全身性抽搐，一般无明显的局灶性体征，血压显著增高及眼底小动脉痉挛，脑脊液清亮，压力较高，采取降血压、扩血管治疗后病情迅速恢复。

（3）脑栓塞：多为风湿性心脏病伴有心房纤颤或心功能不全所致脑外栓子栓塞脑动脉。动脉硬化性心脏病、心房纤颤或心肌梗死所致栓子少见。起病急，活动时发生，其发病比脑出血更快，伴有其他脏器栓塞。多见头痛，呕吐，短暂昏迷。血压正常。脑脊液无色透明。

（4）脑梗死：老年人发病，夜间睡眠或休息时发作。发病前常有一过性脑缺血发作。血压不高，昏迷少见，首发症状头痛者少见，眩晕者伴有呕吐。脑脊液无色透明，无脑膜刺激征。

（三）中医诊断

（1）发病急骤，口眼歪斜，舌强语蹇，半身不遂；或卒然昏倒，神识昏蒙或不省人事。

（2）多发生于中老年以上，老年人尤多。

（3）病前多有头痛、眩晕、肢麻、心悸等病症；多因暴怒、饮食、劳倦而诱发。

（4）实验室检查：CT 检查、脑血管造影、脑脊液检查、眼底检查多支持本病诊断。

（5）临证时需与痫证、厥证、痉证、痿证相鉴别。

三、治疗

（一）现代医学治疗

脑出血发病后能否及时送到医院进行救治，是能否达到最好救治效果的关键。减少转运时间的延误，需要公众和医疗服务系统的紧密配合与协作。公众应充分认识脑卒中的危害和及时到医院就诊的重要性，并具有识别脑卒中症状的基本常识，强化及时转运患者的意识和行动。医疗机构应创造条件使患者及早得到救治。

1.脑出血的识别

医务人员应掌握脑卒中常见的症状，公众也应该对脑卒中的常见表现有所了解。脑卒中的常见症状如下：

（1）症状突然发生。

（2）一侧肢体（伴或不伴面部）无力、笨拙、沉重或麻木。

（3）一侧面部麻木或口角歪斜。

（4）说话不清或理解语言困难。

（5）双眼向一侧凝视。

（6）一侧或双眼视力丧失或模糊。

（7）视物旋转或平衡障碍。

（8）既往少见的严重头痛、呕吐。

（9）上述症状伴意识障碍或抽搐。

2.脑卒中患者的运送

保持生命体征稳定，尽早送至医院。

（1）发现可疑患者应尽快直接平稳送往急诊室或拨打急救电话由救护车运送。应送至有急救条件（能进行急诊 CT 检查，有 24 小时随诊的脑卒中专业技术人员）的医院及时诊治，最好送至有神经专科医师或脑血管病专科医院。

（2）医疗机构需要作出快速反应。各医院应当制订加快脑卒中救治的计划和措施，包括有关科室医师、急诊和救护车系统之间的协调与协作，对将到院的脑卒中患者给以相应处理。

3.现场及运输途中的处理和急救

（1）应收集的信息：救护人员到达现场后应立即采集有关病史并进行简要评估，关于发病时间的信息尤其重要。

（2）急救措施及相关处理：监测和维持生命体征。必要时吸氧、建立静脉通道及心电监护。保持呼吸道通畅，解开患者衣领，有假牙者应设法取出，必要时吸痰、清除口腔呕吐物或分泌物。若患者呕吐剧烈，将头偏向一侧，预防因呕吐物引起窒息。昏迷患者应侧卧位。转运途中注意车速平稳，保护患者头部免受振动。对症处理，如高颅压、血压过高或过低、抽搐等的处理。尽可能采集血液标本以便血常规、生化和凝血功能试验能在到达医院时立即进行。救护车上工作人员应提前通知急诊室，做好准备及时抢救。

4.治疗

脑出血急性期过后，表情趋于平稳的患者，治疗及护理的处理原则是降低颅内压，防治脑水肿、脑缺氧，治疗心血管、呼吸、消化与泌尿系统合并症，预防感染、褥疮，维持营养、水电解质平衡等，促进神经功能恢复。

（1）脑出血的内科治疗。

一般治疗：卧床休息：一般应卧床休息2～4周，避免情绪激动及血压升高。保持呼吸道通畅：昏迷患者应将头歪向一侧，以利于口腔分泌物及呕吐物流出，并可防止舌根后坠阻塞呼吸道，随时吸出口腔内的分泌物和呕吐物，必要时行气管切开。吸氧：有意识障碍、血氧饱和度下降或有缺氧现象（$PO_2 < 60$ mmHg 或 $PCO_2 > 50$ mmHg）的患者应给予吸氧。鼻饲：昏迷或有吞咽困难者在发病第2～3天即应鼻饲。对症治疗：过度烦躁不安的患者可适量用镇静药；便秘者可选用缓泻剂。预防感染：加强口腔护理，及时吸痰，保持呼吸道通畅；留置导尿时应做膀胱冲洗，昏迷患者可酌情用抗菌素预防感染。观察病情：严密注意患者的意识、瞳孔大小、血压、呼吸等改变，有条件时应对昏迷患者进行监护。

脱水降颅压减轻脑水肿：颅内压升高是脑出血患者死亡的主要原因，因此降低颅内压为治疗脑出血的重要任务。颅内压升高的主要原因是早期血肿的占位效应和血肿周围脑组织的水肿。脑出血后3～5天，脑水肿达到高峰期。药物治疗的主要目的是减轻脑水肿、降低颅内压，防止脑疝发生。

渗透性脱水剂甘露醇是重要的降颅压药物。20%的甘露醇用量为125～250 mL，快速静脉滴注，每6～8小时一次，用药时间不宜过长，建议为5～7天。可同时应用速尿20～40 mg，静脉注射，二者交替使用。用药过程注意监测肾功和水电解质平衡。甘油果糖500 mL 静脉滴注，每日1～2次，脱水作用缓和，适用于肾功能不全者。

调控血压：脑出血患者血压的控制并无一定的标准，应视患者的年龄、既往有无高血压、有无颅内压增高、出血原因、发病时间等情况而定。一般可遵循下列原则：

脑出血患者不要急于降血压，因为脑出血后的血压升高是对颅内压升高的一种反射性自我调节，应先降颅内压后，再根据血压情况决定是否进行降血压治疗。

血压≥200/110 mmHg 时，在降颅压的同时可慎重平稳降血压治疗，使血压维持在略高于发病前水平或 180/105 mmHg 左右；收缩压在 170～200 mmHg 或舒张压在 100～110 mmHg，暂时尚可不必使用降压药，先脱水降颅压，并严密观察血压情况，必要时再用降压药。血压降低幅度不宜过大，否则可能造成脑低灌注。收缩压＜165 mmHg 或舒张压＜95 mmHg，不需要降血压治疗。

血压过低者应升压治疗，以保持脑灌注压。

止血药物：一般不用，若有凝血功能障碍，可应用，时间不超过 1 周。

皮质激素的应用：肾上腺皮质激素治疗急性脑出血有以下作用：抑制星形细胞在低渗溶液中发生的肿胀；对体液及钾、钠通过细胞，或毛细血管到神经胶质细胞交界的转运有直接作用；并能改善血脑屏障，维持完整功能；减轻毛细血管的通透性而抑制脑水肿的发生、发展；对细胞膜、溶酶体的活性有稳定作用；减少脑脊液的生成有利于脑水肿的消散；增加肾血流量及肾小球的滤过率，并直接影响肾小管的再吸收；抑制脑下垂体后叶分泌抗利尿素，起到利尿作用。一般选地塞米松。它对钠、水的潴留作用甚微，脱水作用较甘露醇弱，但较持久，无反跳现象。10～20 mg/d，静脉点滴。氢化考的松对水、钠潴留及钾的排泄较地塞米松为著，目前很少应用。药物对消化道应激性溃疡与肺部感染患者不利，应根据病情选择应用。一般用于脑出血进行性加重的重型患者和抢救脑疝。不宜将皮质激素列为抢救及治疗脑出血的常规药物亚低温治疗。建议尽量不使用皮质类固醇，因其副作用大，且降颅压效果不如高渗脱水药。

亚低温治疗是辅助治疗脑出血的一种方法，初步的基础与临床研究认为亚低温是一项有前途的治疗措施，而且越早用越好。有条件的单位可以试用，并总结经验。

（2）手术治疗：自发性脑出血患者哪些需手术治疗、手术方法及手术治疗的时机，目前尚无定论。手术目的主要是尽快清除血肿、降低颅内压、挽救生命，其次是尽可能早期减少血肿对周围脑组织的压迫，降低致残率。国内很多医院正在探讨手术治疗的方法和疗效。主要采用的方法有：去骨瓣减压术、小骨窗开颅血肿清除术、钻孔穿刺血肿碎吸术、内窥镜血肿清除术、微创穿刺血肿清除术和脑室穿刺引流术等。去骨瓣减压术对颅压非常高的减压较充分，但创伤较大，已经较少单独采用；内窥镜血肿清除术只有少数医院在试行阶段；钻孔穿刺血肿碎吸术对脑组织损伤较大已基本不用；目前不少医院采用小骨窗开颅血肿清除术和微创血肿清除术，但对手术结果的评价目前很不一致，小骨窗手术止血效果较好，比较适合血肿靠外的脑出血，对深部的血肿止血往往不够彻底，对颅压较高者，减压不够充分；微创穿刺血肿清除术适用于各种血肿，但由于不能在直视下止血，可能发生再出血，优点是简单、方便、易行，在病房及处置室即可完成手术，同时由于不需要复杂的仪器设备，术后引流可放置时间较长，感染机会较少，现已在国内广泛开展。目前正在利用 YL—I 型穿刺针进行多中心、随机对照研究，不久将能取得较客观的评价。全脑室出血采用脑室穿刺引流术加腰穿放液治疗很有效，即使深昏迷患者也可取得良好的效果。

手术适应证：发病时的意识障碍较轻微，神经功能有一定程度的保留，其后病情逐渐恶化，颅压持续升高，经手术治疗可能逆转者；GCS 评分≥5 分，呈浅昏迷至中度昏迷，不完全或完全性偏瘫，脑疝早期；小脑出血≥10 mL（或血肿直径≥3 cm）伴脑干受压和脑积水，出现进行性神经功能恶化；幕上出血≥30 mL，出血的部位表浅，如脑叶出血、壳核出血或经壳核向苍白球及外囊扩展；非高龄患者的脑内出血，其颅腔容积代偿能力较差而手术耐受能力较强者应手术治疗；因血管畸形或动脉瘤所致的脑内出血，通过去除血肿和原发病灶可能达到较好效果。

手术禁忌证：出血后病情进展迅猛，短时间内即陷入深度昏迷者，发病后血压持续升高≥200/120 mmHg，伴有严重的心、肝、肺、肾等疾患及凝血功能障碍者，不适于手术治疗。

（3）手术方法：直接开颅术：是脑出血的常用手术方式。可在直视下彻底清除血肿，迅速解除占位效应和止血。传统的去骨瓣开颅由于创伤大已少用，目前有些医院采用微创小骨窗法，对皮质下、壳核及小脑出血均适用。此外，深部出血延伸至浅处者也可采用。在县级以上医院均可就地施行，缩短了救治时间。

CT引导或立体定向血肿吸除术：创伤较小，血肿定位精确，但不能完全地清除血肿和止血，如采用内窥镜，可较好地解决上述问题。

脑室外引流血肿溶解术：对脑室内出血有效。

其他微创颅内血肿清除术：如微创血肿穿刺清除术和锥颅血肿抽吸引流术等，方法简便易行，更适用于基层医院和不具备行较复杂手术条件的医院。

采用上述（2）、（3）、（4）项治疗时，可在血肿腔内注入纤溶剂（如UK、rtPA、重组链激酶等），将残存血肿溶解，便于引流。

开始时做深呼吸及简单的主动运动，着重偏瘫一侧手脚的伸展运动：肩外展、上肢伸展、下肢弯曲。

（二）中医治疗

1.中经络

（1）络脉空虚，风邪入中。

主证：肌肤不仁，手足麻木，突然口眼㖞斜，语言不利，口角流涎，甚则半身不遂，或兼见恶寒发热，肢体拘急，关节酸痛等证，舌苔薄白，脉浮弦或弦细。

治则：祛风通络，养血和营。

方药：大秦艽汤——秦艽、当归、羌活、防风、白芷、熟地、茯苓、石膏、川芎、白芍、独活、黄芩、生地、白术、细辛、甘草，无内热者去生石膏、黄芩，加白附子、全蝎；有风热表证者去羌活、防风、当归，加桑叶、菊花；呕逆痰盛，苔腻，脉滑，去地黄，加半夏、南星；手足麻木，肌肤不仁加指迷茯苓丸；语言不清，神志呆滞加菖蒲、远志；年老体衰者加黄芪；若仅见口眼㖞斜者，可用牵正散。

（2）肝肾阴虚，风阳上扰。

主证：平素头晕头痛，耳鸣目眩，少寐多梦，突然发生口眼㖞斜，舌强言謇，或一侧手足沉重麻木，甚则半身不遂，舌质红或苔黄，脉弦细数或弦滑。

治则：滋阴潜阳，熄风通络。

方药：镇肝熄风汤——淮牛膝、龙骨、白芍、天冬、麦芽、代赭石、牡蛎、玄参、川楝子、茵陈、龟板、甘草；配加天麻、钩藤、菊花；痰热较重者加胆南星、竹沥；心中烦热者加栀子、黄芩；头痛较重者加石决明、夏枯草；失眠多梦者加珍珠母、龙齿、夜交藤。

（3）痰热腑实，风痰上扰。

主证：突然半身不遂，偏身麻木，口眼歪斜，便干或便秘，或头晕，或痰多，舌蹇，舌苔黄或黄腻，脉弦滑，偏瘫侧，脉多弦滑而大。

治则：化痰通腑。

方药：星蒌承气汤——胆南星、全瓜蒌、生大黄、芒硝，酌加丹参、鸡血藤；头晕重者加钩藤、菊花、珍珠母；舌质红而烦躁不安、彻夜不眠者，选加鲜生地、沙参、夜交藤。

2.中脏腑

（1）闭证。

阳闭：突然昏倒，不省人事，牙关紧闭，口噤不开，两手握固，大小便闭，肢体强痉。

主证：除具备闭证的主要症状外，兼见面赤身热，气粗口臭，躁扰不宁，舌苔黄腻，脉弦滑而数。

治则：辛凉开窍，清肝熄风。

方药：先灌服（或鼻饲）局方至宝丹或安宫牛黄丸，并用羚羊角汤——羚羊角、龟板、生地、丹皮、白芍、柴胡、薄荷、蝉衣、夏枯草、石决明；抽搐加全蝎、蜈蚣、僵蚕；痰多者加竹沥、天竺黄、胆南星；痰多昏睡者加郁金、菖蒲。

阴闭。

主证：除具备闭证的主要症状外，兼见面白唇暗，静卧不烦，四肢不温，痰延壅盛，舌苔白腻，脉沉滑或沉缓。

治则：辛温开窍，豁痰熄风。

方药：急用苏合香丸温开水化开灌服（或鼻饲），并用涤痰汤——法半夏、制南星、陈皮、枳实、茯苓、人参、石菖蒲、竹茹、生姜、甘草；可酌加天麻、钩藤以平肝熄风。

（2）脱证。

主证：突然昏仆、不省人事，目合口张，鼻鼾息微，手撒肢冷，汗多，大小便自遗，肢体瘫软，舌萎，脉细弱或脉微欲绝。

治则：益气回阳，救阴固脱。

方药：参附汤合生脉散——人参、熟附子、麦冬、五味子；汗出不止者加黄芪、龙骨、牡蛎、山萸肉以敛汗固脱。

3.后遗证

（1）半身不遂。

主证：偏枯不用，肢软无力，面色萎黄，或见肢体麻木，痛痒不知，手足肿胀，舌紫黯或有瘀斑，苔薄白或白腻，脉细缓或涩。

治则：益气、活血、通络。

方药：补阳还五汤——黄芪、归尾、川芎、桃仁、红花、地龙、赤芍；酌加全蝎、乌梢蛇、川牛膝、桑枝、地鳖虫、川断等；小便失禁者加桑螵蛸、肉桂、益智仁；下肢瘫软无力甚者加桑寄生、鹿筋，上肢偏废者加桂枝；患侧手足肿甚者加茯苓、泽泻、防己、苡仁；兼见言语不利者加菖蒲、远志、郁金；兼口眼歪斜者合牵正散；便秘者加火麻仁、肉苁蓉、郁李仁；心悸者加桂枝、炙甘草。

（2）语言不利。

主证：舌欠灵活，言语不清，或舌暗不语，舌形多歪偏，苔薄或腻，脉滑。

治则：祛风、除痰、开窍。

方药：解语丹——白附子、石菖蒲、远志、天麻、全蝎、羌活、南星、木香、甘草；肾虚精亏者以地黄饮子滋阴补肾利窍。

（3）口眼歪斜。

主证：单纯口眼歪斜。

治则：祛风、除痰、通络。

方药：牵正散白附子、僵蚕、全蝎；口眼滑动者加天麻、钩藤、石决明等。

四、预防与康复

运动间隙用枕垫、木架维持肢体功能位，防止上肢屈曲、足下垂等畸形。

可逐步增加坐、立、行走练习，进行正确步态行走、上下楼。注意加强保护，防止跌伤等意外。

上肢活动功能初步恢复后，着重做爬墙、抓放物品、盘核桃等运动，加强自理能力练习：进餐、梳洗、穿脱衣等。

情况进一步好转，可进行写字、编织、园艺等劳动治疗。

脑溢血患者经过治疗，有一部分性命保住了，但留下半身不遂的后遗症，尤其是患者的手，总是像握拳似的掰都掰不开。我们家祖传一个绝招，通过按压患者的手指甲根，可以使手伸开，如果每天压一次，经过按压七八次，即使恢复不到原来好手的程度，自由伸展是不成问题的。

具体的做法是：施术者，用两手的大拇指甲，按压患者的患侧手指甲根。要求必须压到指甲根上，不许在压指甲肉上。位置找好了，轻轻地一使劲，患者的手指当时自己就伸开了，时间不要超过 30 秒。按压的顺序是：先压中指和拇指甲根（一使劲手指就伸开了），再压示指和无名指甲根，最后重复压中指甲根配合小指甲根，前后压共三次即可。

推荐以下几种有益于脑溢血的食物：

新鲜水芹榨汁，每天分 2 次饮用，可预防脑溢血，对治疗后遗症也有效。

大豆加水煮成饴状，每次少量，持续食用，可预防脑溢血。

萝卜汁在脑出血后饮用，可助恢复。

芝麻含丰富的维他命 E，对改善末稍血管阻塞及高血压有效。

三七：对于脑血管病具有双向调节作用，既可用于脑溢血患者，又可用于脑血栓患者，临床观察表明，三七治疗心脑血管病方面止血而无留瘀之弊，活血而无出血之虞。

脑溢血患者不仅应该在药物方面积极配合治疗，更应该在饮食方面多加注意，这样会对病情的好转有更大的帮助。若脑血管患者神智清醒，但进食时有时发生呛咳，则应给予糊状饮食，其饮食为蒸蛋羹、肉末菜末稠粥、肉末菜末烂面条、牛奶冲藕粉、水果泥或将饭菜用捣碎机捣烂后给患者食用。

脑血管患者康复期无吞咽困难，宜以清淡、少油腻、易消化的柔软平衡膳食为主。

第二节　短暂性脑缺血发作

短暂性脑缺血发作（transient ischemic attack，TIA）是由颅内动脉病变引起的一过性或短暂性、局灶性脑或视网膜功能障碍，临床症状一般持续10～15分钟，多在1小时内恢复，不超过24小时。不遗留神经功能缺损症状和体征，影像学（CT、MRI）检查无责任病灶。

一、病因与发病机制

有关TIA的病因和发病机制的学说很多，主要有以下几方面。

（一）血流动力学改变

在脑血管壁动脉粥样硬化或管腔狭窄的基础上，当出现低血压或血压波动时，引起病变血管的血流减少，发生一过性脑缺血症状，当血压回升后，局部脑血流恢复正常，TIA的症状消失。另外，血液成分的改变，如真性红细胞增多症，血液中有形成分在脑部微血管中淤积，阻塞微血管，也可导致TIA。其他血液系统疾病，如贫血、白血病、血小板增多症、异常蛋白血症、血纤维蛋白原含量增高和各种原因所致的血液高凝状态等所引起的血流动力学异常都可能引起TIA。

（二）微栓塞

来源于颈部和颅内大动脉，尤其是动脉分叉处的动脉粥样硬化斑块、附壁血栓或心脏的微栓子脱落，随血液流入脑中，可引起颅内相应动脉闭塞，产生临床症状。而当微栓子崩解或向血管远端移动后，局部血流恢复，症状便消失。

（三）其他

颅内动脉炎和脑盗血综合征也会引起一过性脑缺血发作。当无名动脉和锁骨下动脉狭窄或闭塞时，上肢活动可能引起椎动脉的锁骨下动脉盗血现象，导致椎—基底动脉系统 TIA。脑血管痉挛或受压也可引起脑缺血发作。

二、临床表现

TIA 好发于 50～70 岁，男性多于女性，患者多伴有高血压、动脉粥样硬化、心脏病、糖尿病和血脂异常等脑血管病的危险因素。起病突然，迅速出现局灶性神经系统或视网膜的功能缺损，一般持续 10～15 分钟，多在 1 小时内恢复，最长不超过 24 小时，不遗留神经功能缺损体征。多有反复发作的病史，每次发作时的临床表现基本相似。椎—基底动脉系统 TIA 更易出现反复发作。TIA 的症状多种多样，取决于受累血管的分布。

（一）颈内动脉系统 TIA

（1）常见症状：病变对侧发作性的肢体单瘫、偏瘫和面瘫，病变对侧单肢或偏身麻木。

（2）特征性症状：病变侧单眼一过性黑矇或失明，对侧偏瘫及感觉障碍（眼动脉交叉瘫）；同侧 Horner 征，对侧偏瘫（Horner 征交叉瘫）；优势半球受累可出现失语，非优势半球受累可出现体象障碍。

（3）可能出现的症状：病灶对侧同向性偏盲（大脑中-后动脉皮质支分水岭区缺血，颞-枕交界区受累所致）。

（二）椎-基底动脉系统 TIA

1.常见症状

最常见的症状是眩晕、恶心和呕吐，大多数不伴有耳鸣，为脑干前庭系统缺血的表现。少数伴有耳鸣，是迷路动脉缺血的症状。

2.特征性症状

脑干网状结构缺血可引起跌倒发作，表现为突然出现双下肢无力而倒地，但可随即自行站起，整个过程中意识清楚；短暂性全面遗忘症（transient global amnesia，TGA）：TGA 是一种突然起病的一过性记忆丧失，伴时间、空间定向力障碍，无意识障碍，患者的自知力存在，较复杂的皮层高级活动如书写、计算和对话等保留完整，无神经系统其他的异常表现，症状持续数分钟或数小时后缓解，大多不超过 24 小时，遗留有完全的或部分的对发作期事件的遗忘（颞叶、海马等部位的缺血所致）；大脑后动脉缺血致枕叶视皮层受累可出现一侧或两侧视力障碍或视野缺损。

3.可能出现的症状

脑干和小脑缺血也可引起下列症状，包括复视（眼外肌麻痹）、交叉性感觉障碍（延髓背外侧综合征，即 Wallenberg 综合征）、眼震、脑神经交叉性瘫痪（Weber、Millard-Gubler、Foville 和 Dejerine 综合征）、吞咽困难和构音障碍（真性或假性球麻痹）、共济失调及平衡障碍（小脑或小脑—脑干联系纤维损害）、意识障碍（脑干网状结构受损）等。

三、辅助检查

一般头部 CT 和 MRI 检查可正常。在 TIA 发作时，MRI 弥散加权成像（DWI）和灌注加权成像（PWI）可显示脑局部缺血性改变；SPECT 和 PET 检查可发现局部脑血流量减少和脑代谢率降低；神经心理学检查可能发现轻微的脑功能损害。

常规化验，如血常规、血流变、血脂、血糖和同型半胱氨酸等，对查找病因、判定预后及预防脑卒中是十分必要的；通过超声对颈动脉和椎—基底动脉的颅外段进行检查，常可显示动脉硬化斑块和狭窄；通过 TCD 可发现颅内大动脉狭窄、评估侧支循环的情况，进行微栓子监测，在血管造影前评估脑血液循环状况；MRA 和 CTA 是无创性血管成像技术，可以初步了解脑部血管狭窄等情况；DSA 检查是评估颅内外血管病变最为准确的诊断方法，其严重并发症的发生率为 0.5%～1.0%。

四、诊断

多数 TIA 患者就诊时临床症状已经消失，故诊断主要依靠病史。中老年人突然出现局灶性脑损害症状，符合颈内动脉系统与椎—基底动脉系统及其分支缺血后的表现，持续数分钟或数小时，24 小时内完全恢复，应高度怀疑 TIA 的诊断。头部 CT 和 MRI 正常或未显示责任病灶，在排除其他疾病后，即可诊断 TIA。新近的神经影像学检测技术，如 DWI、PWI 和 SPECT 等有助于 TIA 的早期诊断。

五、鉴别诊断

（一）癫痫的部分性发作

一般表现为局部肢体抽动，多起自一侧口角，然后扩展到面部或一侧肢体，或者表现为肢体麻木感和针刺感等，一般持续时间更短。EEG 可有异常。部分性癫痫大多由脑部局灶性病变引起，头部 CT 和 MRI 可能发现病灶。

（二）梅尼埃病

好发于中年人，表现为反复发作性眩晕伴恶心、呕吐，每次持续数小时，一侧耳鸣，耳内胀满感，随着发作次数的增多，逐渐出现听力减退。除自发性眼震，中枢神经系统检查正常。冷热水试验可见前庭功能减退或消失。

（三）偏头痛

首次发病在青年或成人早期，多有家族史。头痛前可有视觉先兆，表现为亮点、闪光等，先兆消退后出现头痛。有的患者以偏头痛等发作为主要表现，如头晕。神经系统无阳性体征。麦角胺制剂止痛有效。

（四）其他

某些疾病偶尔也可出现发作性症状，应注意鉴别，如多发性硬化的发作性症状可表现有构音障碍、共济失调等，类似于 TIA；某些颅内接近于皮层或皮层内的占位性病变，如脑膜瘤和脑转移瘤等，也会引起近似于 TIA 的症状；低血糖、低血压、慢性硬膜下血肿和小灶性脑出血也可以出现 TIA 的症状，对这些疾病要注意鉴别。

六、治疗

TIA 是卒中的高危因素，需对其进行积极治疗，遵循个体化和整体化原则。

（一）药物治疗

1.抗血小板聚集药物

已证实对有卒中危险因素的患者行抗血小板治疗能有效预防卒中。抗血小板药物的选择以单药治疗为主。不推荐常规应用双重抗血小板药物。对非心源性缺血性脑卒中或 TIA 除少数需要抗凝治疗外，大多数情况均建议给予抗血小板药物。但急性冠状动脉疾病或近期有支架成形术的患者，推荐联合应用氯吡格雷和阿司匹林。

阿司匹林，50～300 mg，每日 1 次。阿司匹林通过抑制环氧化酶而抑制血小板聚集，长期服用对消化道有刺激性，严重时可致消化道出血。氯吡格雷，75 mg，每日 1 次。氯吡格雷是 ADP 诱导血小板聚集的抑制剂，与阿司匹林相比上消化道出血的发生率显著减少，在预防血管性事件发生方面优于阿司匹林。

2.抗凝治疗

抗凝治疗不应作为 TIA 患者的常规治疗，对于伴发心房颤动（包括阵发性）、风湿性二尖瓣病变、二尖瓣关闭不全、有人工机械瓣膜的缺血性脑卒中和 TIA 患者（感染性心内膜炎除外），建议使用华法林口服抗凝治疗，目标剂量是国际标准化比值（international normalized ratio，INR）在 2.0～3.0；不能接受抗凝治疗的患者，推荐使用抗血小板治疗。有出血倾向、溃疡病、严重高血压及肝肾疾病的患者禁忌抗凝治疗。一般选用华法林 6～12 mg，每日 1 次，口服，3～5 天后改为 2～6 mg 维持，监测凝血酶原时间（PT）为正常值的 1.5 倍或 INR 为 2.0～3.0。必要时可用静脉肝素或低分子量肝素皮下注射。

3.钙拮抗剂

能阻止细胞内钙超载，防止血管痉挛，增加血流量，改善微循环。尼莫地平 20～

40 mg，每日 3 次；盐酸氟桂利嗪 5～10 mg，每日睡前口服 1 次。

4.其他

可应用中医中药，也可用改善循环药物。如患者血纤维蛋白原明显增高，可以考虑应用降纤药物，如巴曲酶、降纤酶、蚓激酶等。

（二）病因治疗

对 TIA 患者要积极查找病因，针对可能存在的脑血管病危险因素如高血压、糖尿病、血脂异常、心脏疾病等要进行积极有效的治疗。高血压患者在考虑高龄、基础血压、平时用药、可耐受性的情况下，降压目标一般应达到≤140/90 mmHg，理想目标应达到≤130/80 mmHg；低密度脂蛋白水平降至 2.59 mmol/L 以下，或下降幅度达到 30%～40%，伴有大动脉易损斑块、冠心病、糖尿病等多种危险因素的应控制在 2.07 mmol/L 以下。同时应建立健康的生活方式，合理运动，避免酗酒，适度降低体重等。病因治疗是预防 TIA 复发的关键。

（三）手术和介入治疗

常用方法包括颈动脉内膜切除术（CEA）和动脉血管成形术（PTA）。对于有或无症状，单侧的重度颈动脉狭窄＞70%，或经药物治疗无效者可考虑行 CEA 或 PTA 治疗。

七、预后

TIA 患者发生卒中的概率明显高于一般人群。一次 TIA 后 1 个月内发生卒中的概率为 4%～8%，1 年内 12%～13%，5 年内则达 24%～29%。TIA 患者发生卒中在第 1 年内较一般人群高 13～16 倍，5 年内也达 7 倍之多。

不同病因的 TIA 患者预后不同。表现为大脑半球症状的 TIA 和伴有颈动脉狭窄的患者有 70%的人预后不佳，2 年内发生卒中的概率是 40%。当眼动脉受累时，可有单眼一过性失明。椎—基底动脉系统 TIA 发生脑梗死的比例较少。在评价 TIA 患者时，应尽快确定病因以判定预后和决定治疗。

第三节　颈动脉粥样硬化

　　颈动脉粥样硬化是指双侧颈总动脉、颈总动脉分叉处及颈内动脉颅外段的管壁僵硬，内膜—中层增厚（IMT），内膜下脂质沉积，斑块形成以及管腔狭窄，最终可导致脑缺血性损害。

　　颈动脉粥样硬化与种族有关，白种男性老年人颈动脉粥样硬化的发病率最高，在美国约 35%的缺血性脑血管病由颈动脉粥样硬化引起，因此对颈动脉粥样硬化的防治一直是西方国家研究的热点，如北美症状性颈动脉内膜切除试验（NASCET）和欧洲颈动脉外科试验（ECST），我国对颈动脉粥样硬化的研究起步较晚，目前尚缺乏像NASCET 和 EC-ST 等大宗试验数据，但随着诊断技术的发展，如高分辨率颈部双功超声、磁共振血管造影、TCD 等的应用，人们对颈动脉粥样硬化在脑血管疾病中重要性的认识已明显提高，我国现已开展颈动脉内膜剥脱术及经皮血管内支架形成等治疗。

　　颈动脉粥样硬化的危险因素与一般动脉粥样硬化相似，如高血压、糖尿病、高血脂、吸烟、肥胖等。颈动脉粥样硬化引起脑缺血的机制有两点：①动脉—动脉栓塞，栓子可以是粥样斑块基础上形成的附壁血栓脱落，或斑块本身破裂脱落；②血流动力学障碍。人们一直以为血流动力学障碍是颈动脉粥样硬化引起脑缺血的主要发病机制，因此把高度颈动脉狭窄（＞70%）作为防治的重点，如采用颅外—颅内分流术以改善远端供血，但结果并未能降低同侧卒中的发病率，原因是由于颅外-颅内分流术并未能消除栓子源，仅仅是绕道而不是消除颈动脉斑，因此不能预防栓塞性卒中。现已认为脑缺血的产生与斑块本身的结构和功能状态密切相关，斑块的稳定性较之斑块的体积有更大的临床意义。动脉-动脉栓塞可能是缺血性脑血管病最主要的病因，颈动脉粥样硬化斑块是脑循环动脉源性栓子的重要来源。因此，有必要提高对颈动脉粥样硬化的认识，并在临床工作中加强对颈动脉粥样硬化的防治。

一、临床表现

　　颈动脉粥样硬化引起的临床症状，主要为一过性脑缺血（TIA）及脑梗死。

（一）TIA

脑缺血症状多在 2 min（＜5 min）内达高峰，多数持续 2～15 min，仅数秒的发作一般不是 TIA。TIA 持续时间越长（＜24 h），遗留梗死灶的可能性越大，称为伴一过性体征的脑梗死，不过在治疗上与传统 TIA 并无区别。

1.运动和感觉症状

运动症状包括单侧肢体无力，动作笨拙或瘫痪。感觉症状为对侧肢体麻木和感觉减退。运动和感觉症状往往同时出现，但也可以是纯运动或纯感觉障碍。肢体瘫痪的程度从肌力轻度减退至完全性瘫痪，肢体麻木可无客观的浅感觉减退。如果出现一过性失语，提示优势半球 TIA。

2.视觉症状

一过性单眼黑矇是同侧颈内动脉狭窄较特异的症状，患者常描述为"垂直下沉的阴影"，或像"窗帘拉拢"。典型发作持续仅数秒或数分钟，并可反复、刻板发作。若患者有一过性单眼黑矇伴对侧肢体 TIA，则高度提示黑矇侧颈动脉粥样硬化狭窄。

严重颈动脉狭窄可引起一种少见的视觉障碍，当患者暴露在阳光下时，病变同侧单眼失明，在回到较暗环境后数分钟或数小时视力才能逐渐恢复。其发生的机制尚未明。

3.震颤

颈动脉粥样硬化可引起肢体震颤，往往在姿式改变，行走或颈部过伸时出现。这种震颤常发生在肢体远端，单侧，较粗大，且无节律性（3～12 Hz），持续数秒至数分钟，发作时不伴意识改变脑缺血产生肢体震颤的原因也未明。

4.颈部杂音

颈动脉粥样硬化使动脉部分狭窄，血液出现涡流，用听诊器可听到杂音。下颌角处舒张期杂音高度提示颈动脉狭窄。颈内动脉虹吸段狭窄可出现同侧眼部杂音。但杂音对颈动脉粥样硬化无定性及定位意义，仅 50%～60%的颈部杂音与颈动脉粥样硬化有关，在 45 岁以上人群中，3%～4%有无症状颈部杂音。过轻或过重的狭窄由于不能形成涡流，因此常无杂音。当一侧颈动脉高度狭窄或闭塞时，病变对侧也可出现杂音。

（二）脑梗死

颈动脉粥样硬化可引起脑梗死，出现持久性的神经功能缺失，在头颅 CT、MRI 扫描可显示大脑中动脉或（和）大脑前动脉供血区基底节及皮质下梗死灶，梗死灶部位与临床表现相符。与其他病因所致的脑梗死不同，颈动脉粥样硬化引起的脑梗死常先有 TIA 可呈阶梯状发病。

二、诊断

1.超声检查

超声检查可评价早期颈动脉粥样硬化及病变的进展程度，是一种方便、常用的方法。国外近 70%的颈动脉粥样硬化患者经超声检查即可确诊。在超声检查中应用较多的是双功能超声（DUS）。DUS 是多普勒血流超声与显像超声相结合，能反映颈动脉血管壁斑块形态及血流动力学变化。其测定参数包括颈动脉内膜、内膜-中层厚度（IMT）、斑块大小及斑块形态、测量管壁内径并计算狭窄程度以及颈动脉血流速度。IMT 是反映早期颈动脉硬化的指标，若 IMT≥1 mm 即提示有早期动脉硬化。斑块常发生在颈总动脉分叉处及颈内动脉起始段，根据形态分为扁平型、软斑、硬斑和溃疡型四型。斑块的形态较斑块的体积有更重要的临床意义，不稳定的斑块如软斑，特别是溃疡斑，更易合并脑血管疾病。目前有四种方法来计算颈动脉狭窄程度：NASCET 法、ECST 法、CC 法和 CSI 法。采用较多的是 NASCET 法：狭窄率=［1－最小残存管径（MRI）/狭窄远端管径（DL）］×100%。依据血流速度增高的程度，可粗略判断管腔的狭窄程度。

随着超声检查分辨率的提高，特别是其对斑块形态和溃疡的准确评价，使 DUS 在颈动脉粥样硬化的诊断和治疗方法的选择上具有越来越重要的临床实用价值。但 DUS 也有一定的局限性，超声检查与操作者的经验密切相关，其结果的准确性易受人为因素影响。另外，DUS 不易区别高度狭窄与完全性闭塞，而两者的治疗方法截然不同。因此，当 DUS 提示动脉闭塞时，应做血管造影证实。

2.磁共振血管造影

磁共振血管造影（MRA）是 20 世纪 80 年代出现的一项无创性新技术，检查时不需注射对比剂，对人体无损害。MRA 对颈动脉粥样硬化评价的准确性在 85%以上，若与 DUS 相结合，则可大大提高无创性检查的精确度。只有当 DUS 与 MRA 检查结果不一致时，才需做血管造影。MRA 的局限性在于费用昂贵，对狭窄程度的评价有偏大倾向。

3.血管造影

血管造影，特别是数字减影血管造影（DSA），仍然是判断颈动脉狭窄的金标准。在选择是否采用手术治疗和手术治疗方案时，相当多患者仍需做 DSA。血管造影的特点在于对血管狭窄的判断有很高的准确性。缺点是不易判断斑块的形态。

4.鉴别诊断

（1）椎—基底动脉系统 TIA：当患者表现为双侧运动或感觉障碍，眩晕、复视、构音障碍、同向视野缺失时，应考虑是后循环病变而非颈动脉粥样硬化。一些交替性的神经症状，如先左侧然后右侧的偏瘫，往往提示后循环病变、心源性栓塞或弥散性血管病变。

（2）偏头痛：25%～35%的缺血性脑血管病伴有头痛，且典型偏头痛发作也可伴发神经系统定位体征，易与 TIA 混淆。二者的区别在于偏头痛引起的定位体征为兴奋性的，如感觉过敏、视幻觉、不自主运动等。偏头痛患者常有类似的反复发作史和家族史。

三、治疗

治疗动脉粥样硬化的方法也适用于颈动脉粥样硬化，如戒烟、加强体育活动、减轻肥胖、控制高血压及降低血脂等。

1.内科治疗

内科治疗的目的在于阻止动脉粥样硬化的进展、预防脑缺血的发生，以及预防手术后病变的复发。目前尚未完全证实内科治疗可逆转和消退颈动脉粥样硬化。

（1）抗血小板聚集药治疗：抗血小板聚集药治疗的目的是阻止动脉粥样硬化斑块表面生成血栓，预防脑缺血的发作。阿司匹林是目前使用最广泛的抗血小板药，长期服用可较显著地降低心脑血管疾病发生的危险性。阿司匹林的剂量 30～1300 mg/d 均有效。目前还没有证据说明大剂量阿司匹林较小剂量更有效，因此对绝大多数患者而言，50～325 mg/d 是推荐剂量。

对阿司匹林治疗无效的患者，一般不主张用加大剂量来增强疗效。此时可选择替换其他抗血小板聚集药，如抵克立得等，或改用口服抗凝剂。抵克立得的作用较阿司匹林强，但副作用也大。

（2）抗凝治疗：当颈动脉粥样硬化患者抗血小板聚集药治疗无效，或不能耐受抗血小板聚集药治疗时，可采用抗凝治疗。最常用的口服抗凝剂是华法林。

2.颈动脉内膜剥脱术

对高度狭窄（70%～99%）的症状性颈动脉粥样硬化患者，首选的治疗方法是动脉内膜剥脱术（CEA）。国外自 20 世纪 50 年代开展 CEA 至今已有 40 年历史，其术式已有极大改良，在美国每年有 10 万人因颈动脉狭窄接受 CEA 治疗，CEA 不仅减少了脑血管疾病的发病率，也降低了因反复发作脑缺血而增加医疗费用。我国现已开展此项医疗技术。

四、康复

对于无症状行颈动脉粥样硬化，年龄与颈动脉粥样硬化密切相关，被认为是颈动脉粥样硬化的主要危险因素之一。国内一组 1095 例无症状人群的 DUS 普查发现：60 岁以下、60～70 岁和 70 岁以上人群，颈动脉粥样硬化的发病率分别是 3.7%、24.2%、54.8%。若患者有冠心病或周围血管病，则约 1/3 的患者一侧颈动脉粥样硬化狭窄程度超过 50%。因此，对高龄，特别是具有动脉粥样硬化危险因素的患者，应考虑无症状性颈动脉粥样硬化的可能，查体时注意有无颈部血管杂音，必要时做相应的辅助检查。

第五章　肝脏疾病

第一节　肝损伤

在腹部创伤中，肝损伤较为常见，占腹部外伤的 25%。肝脏是腹腔最大的实质性器官，质地脆而缺乏弹性，周围韧带的固定限制了它的退让余地，尽管位于右侧膈下和季肋深面，受到胸廓和膈肌保护，仍可在肋骨无损伤的情况下发生肝创伤。人自高处坠落，暴力虽未直接伤及肝脏，但仍可因惯性的反冲及压力作用，使肝脏发生严重的撕裂伤。在肝脏因病变而肿大或变性时，受外力作用更易受损伤。

一、病理

肝外伤的主要病理改变是肝组织破裂出血、胆汁外溢和肝组织坏死。大量出血导致循环量减少，出现不同程度的休克。呼吸动作可以加重创伤组织撕裂出血。胆汁外渗引起腹膜刺激症状和继发性胆汁性腹膜炎。大量血液和胆汁积聚于第三间隙，引起脉速、电解质紊乱，可能有代谢性酸中毒、肾功能衰竭和休克肺等。肝中央型破裂系中央的实质破裂，肝表层组织损伤不明显，因此可以形成巨大的肝内血肿，造成较广泛的肝组织坏死和创伤性胆道出血。肝包膜下血肿大小不等，有时可容纳 2000～3000 mL 血液。

一般而言，肝右叶遭受创伤的机会较左叶高 5～6 倍。因右肝隔面向前上方呈穹隆状，且右肝的表面积和体积均较左肝叶大，下胸及上腹部受挤压伤时，右肝呈向上的折力，下胸部肋骨骨折或前腹壁创伤时，肝右叶首当其冲。在所有的肝损伤中，右膈顶部占 38%～42%。

二、诊断

开放性肝损伤的诊断多无大困难。闭合性肝损伤伴有严重的腹腔内出血及腹膜刺激征，只要想到有肝损伤的可能，诊断一般也不难。程度较轻的包膜下出血有时与腹壁挫伤较难鉴别。特别当闭合性肝损伤合并有胸、腹部严重复合伤时，由于伤势重，病情复杂，往往不易确定是否有肝损伤的存在。因此应结合受伤的情况、临床表现和各种必要的诊断辅助方法迅速作出判断，以便制定紧急治疗方案，避免延误病情。

1.腹腔穿刺。腹腔穿刺是目前临床上最常采用的一种安全、有效和操作简易的诊断方法，诊断阳性率可达 90%左右。例如，为闭合性损伤包膜下出血或腹腔内出血量少时，腹腔穿刺诊断可能有困难。

2.腹腔穿刺灌洗术。Elering 和 Fischer 积极主张采用腹腔穿刺灌洗术，尤其是对少量腹腔内出血者在诊断上很有帮助。其方法是用 18 号粗针在腹直肌外侧，腹部 4 个象限内穿刺。如能抽出不凝固血液，即为阳性。如抽不出血液，则用细导管经穿刺针插入腹腔内，进行抽吸。如仍抽吸不出，则用无菌等渗盐水经导管注入腹腔内（每次用量按 20 mL/kg 体重计算），适当摇动伤员腹部，使溶液均匀散布腹腔，2～3 min 后，再将液体吸出，进行检查。若液体完全澄清为阴性。若红细胞＞0.1×10^{12}/L，胆红素＞2.73 pmol/L，白细胞＞0.5×10^9/L 者为阳性，说明腹腔内出血可能。诚然，灌注法阳性，少量的腹腔内出血，仅为一种判断方法，并不是手术适应证，是否有手术适应证还需结合外伤、临床表现和其他检查的综合分析而定。

3.B 型超声波检查。B 型超声波检查对于肝包膜下血肿、中央型肝挫伤和腹腔内积血积液的诊断有较确定的价值。

4.实验室检查。定时检查红细胞计数、血红蛋白和红细胞比容等。在肝损伤早期，红细胞计数、血红蛋白和红细胞比容可能接近正常，但随着病情的发展，腹腔内出血量增多会逐渐下降。白细胞早期即可升高，损伤后 10h 内，可升高 150%～300%。血清 GPT、GOT 值在损伤后几小时即可升高，因 GPT 选择性地在肝内浓缩，损伤后大量释放出来，所以 GPT 较 GOT 更具有特殊诊断意义。

5.X 线检查。X 线检查对肝损伤的诊断不如腹腔穿刺迅速、简单、直接、可靠，但有些疑难病例，如发现右下胸肋骨骨折、右侧膈肌抬高，肝脏阴影增大弯形，升结肠阴影向内侧移位，均提示肝损伤内出血的可能。

还有一些特殊的检查方法，如选择性肝动脉造影、放射性核素肝扫描、CT、MRI 等，对危重伤员不能采用，但对休克不明显、全身状况较好或损伤后有并发症者有一定帮助，如肝内血肿、膈下感染、肝组织缺血坏死、胆道出血、肝脓肿等，常需要借助这些方法做进一步的检查及病灶定位。

三、治疗

（一）复苏

肝外伤休克的发生率为 15%～16%，因此严重肝外伤治疗的首要步骤是积极复苏。

1.补液。补液是治疗严重肝外伤的重要措施之一，给林格乳酸盐溶液，经中心静脉或大的肢体静脉输入，因肝外伤可合并下腔静脉损伤，故输液通道以选择上肢静脉为好，由于低温不利于凝血，手术室准备加温箱，使液体经升温至 40℃，然后输入，待血型确定后再输入全血。

2.输血。输血无疑是治疗肝外伤出血休克的重要措施，由于紧急补血量大，一般常用库血；可以引起输血有关凝血病，大量输库血是凝血机制缺陷的主要原因，成分输血或间断地给予新鲜冰血浆，监测凝血酶原时间和凝血激酶时间，使之维持在正常范围。

3.急诊剖胸阻断降主动脉术。此种术式对于抢救因大血管出血处于垂危状态的病例是合理的，具体包括：使有限的血容量再分配至上半身，改善心脏和脑的灌注；减少进行性失血；提供无血的手术野，易于显露腹部出血的血管。

（二）手术治疗

严重的肝外伤必须施行手术治疗，抢救肝外伤的基本原则是加强复苏；立即手术止血；清除失去活力的组织；积液、积血和胆汁的通畅引流；术后的支持处理。其核心是手术。

Pachter 把手术归纳为 7 个处理步骤：暂时压迫外伤处以迅速止血，直至酸中毒和低血容量得到纠正；阻断肝门三联；指捏法显露肝损伤深部；直视下结扎和修补损伤的血管和胆管；清除失活的肝组织；必要时用有活力的带蒂大网膜堵塞肝损伤无效腔；广泛而通畅引流。

1.切口选择。手术切口最好能避开开放伤口，另做切口进入腹腔，以保证伤口一期愈合。一般多采用右上腹旁正中或上腹部正中切口，以便于处理右肝损伤，可做经右侧第七或第八肋间的胸腹联合切口。上腹正中切口的优点，可以直接向盆腔延长，也可向上延长，必要时沿胸骨中线劈开胸骨，以更好地显露膈上及肝后腔静脉等。

2.手术处理。

（1）探查：开腹后首先吸尽腹腔内积血和胆汁，搜索出血来源，必要时剪开镰状韧带、三角韧带，甚至冠状韧带。在未判明肝伤口前，切忌牵拉或翻动肝脏，否则可使填压在下腔静脉或肝静脉撕裂口上的凝血块脱落或因翻动暴力撕大裂口，导致难以控制的大出血。手术时若肝创面已无出血，仍应探查裂口，因在这些裂口中可能有肝组织碎块、血凝块、深部有活动性出血或胆管的损伤，若不处理，就可能发生一些严重的术后并发症。另外，裂口周围有些肝组织是否已失血供，也需将裂口敞开才能查清。发现有活动性出血，可以在吸引器帮助下寻找出血血管，钳夹或缝合止血。如视野不清，可用纱布垫压迫暂时止血或暂时迅速阻断肝门，使手术野清晰以利探查。如阻断肝门后出血仍不能停止，要考虑有肝静脉或腔静脉的损伤，且患者濒危于休克状态。应急速地阻断上腹腹主动脉（腹腔动脉平面以上）。如见有大量静脉出血应阻断下腔静脉，准备进行全肝血流阻断后血管修补或肝切除术。

（2）伤缘整齐的浅刺伤、切伤或浅裂伤：已不出血者仅放置引流即可。如有活动性出血，用单纯间断缝合或间断褥式缝合将伤口闭合止血，一般较浅的肝损伤，均能达到止血目的。

（3）深裂伤：伤口深度在 3cm 以上者称为深裂伤，此深度常累及 Glisson 氏管道系统的三级分支。单纯缝合常不能奏效，缝合后表面出血停止，但深部常遗有无效腔，极易继发性聚积血液、胆汁，形成人为的中心型爆炸伤，术后可能并发感染氮质血症。如果腔内有较大的血管和胆管断裂而未处理，血液经无效腔进入胆道，便可在临床上发生常见的周期性胆源性消化道出血，给术后的治疗造成极大的困难。深裂伤应在暂时阻断肝门控制出血的情况下，清除失活的肝组织及凝血块，敞开伤口，在直视下将较大血管、胆管一一结扎止血，然后再将伤口对口缝合。为了消灭无效腔和压迫小血管的出血，伤口内可用带蒂的大网膜松填塞固定。我们更多推荐的是边缘缝合可用褥式或间断方式缝合，伤口敞开，不必对合，腔内放置橡皮管引流，可防止无效腔的形成和减少感染发生。如直接止血困难，尤其在较大的星芒状裂伤病例，可试行阻断肝动脉，如能控制出血，则可结扎相应的肝固有动脉或其分支（左、右肝动脉），达到止血目的，再以带蒂大网膜松填塞或将肝伤口分边缝合。

（4）隧道状贯通伤：这种损伤的处理，构成外科的特殊问题，入口或出口常位于肝脏的后面、上面或裸区。首先要显露出口、入口。小口径的枪弹损害较小，手术时出血多已停止或有少量血液、胆汁渗出。除出口处明显的失活肝组织应切除止血外，胆道内无须清创，用吸引器吸去陈旧血块及胆汁后，如无大出血或溢胆汁即证明未伤及大血管及胆道，只需在胆道两端（出、入口）各放入引流管，充分引流，在肝周再加引流即可。如出血不止，且血管较多，应打开无效腔或隧道进行直视下止血或结扎相应的血管，或行肝叶切除术。总之，隧道状贯通伤以引流为原则，不得填塞或表浅缝合，以免遗留无效腔，增加术后并发症的机会。

（5）肝断裂伤或粉碎性肝挫裂伤：这种肝损伤在临床上并不少见，肝损伤后常因巨大裂口，所剩肝连接部并不多，易于做肝切除，但必须明确切除的目的是止血或去除失活的肝组织，切面不需经过正常的肝组织。因而常采取非典型肝叶切除术，严格地说应该称为清创切除术，即切除失活组织、止血、通畅引流。

（6）肝包膜下血肿：肝包膜下小的血肿虽然可以吸收，但也有扩大或破裂出血的危险，而且如不切开，难以估计肝实质的损伤程度和范围，所以肝包膜下血肿不论大小，均应切开。表浅者用温盐水纱布垫压迫后，渗血可止，难以压迫止血的创面，可用电凝止血，表浅出血一般效果较好；深部裂伤，可按肝裂伤处理，首先清除失活组织，在直视下结扎止血，缝合创面或创面直接引流。

（7）中心型破裂：剖腹后可见肝脏局部凸起或一叶、一段肿大变形，常合并有包膜下血肿或无，借穿刺造影或术中 B 超证实诊断。如有无效腔存在或肿大变形仍在发展，消化道出血等，应切开探查，在直视下止血，缝合血管和胆管后，以带蒂大网膜充填或敞开后置橡皮管引流。如止血困难，可行肝动脉结扎，仍不能止血时，有必要做肝切除术。

（8）肝门损伤：肝门的肝动脉、门静脉撕裂伤常发生威胁生命的大出血，切开腹膜后即有大量血液及凝血块涌出，往往在尚未弄清情况前，伤员情况已迅速恶化。在此情况下应停止一切程序性腹内操作，迅速用左手经肝下小网膜孔控制肝十二指肠韧带阻断血流，吸尽腹腔内积血后可用静脉钳、导尿管或止血带阻断，阻断时间不超过 20 min，间歇 2～3 min，重复阻断，加速输血，待伤员情况好转后判明损伤部位进行处理。如为肝动脉出血，可直接结扎；如为门静脉出血，尽可能予以修补，血管移植或肠系膜上静脉-门静脉吻合。近年来，已有报道急性结扎门静脉成功的病例，成活率约为 80%。一般情况下我们并不推荐此种方法。肝外胆道损伤，一般性裂伤可置"T"管引流，缝合后经"T"管注水检查其他损伤遗漏的胆管。断裂伤时可做胆肠吻合术，重建胆汁的正常排泄出路。

（9）肝静脉和肝后腔静脉撕裂伤：肝静脉和肝后腔静脉损伤口可引起致命的出血，这些大静脉壁薄，且被肝组织包绕，止血和修补均很困难，肝外伤伴下腔静脉损伤的死亡率高达 60%～100%。

（10）填塞止血法：采用填塞方法用于肝创面止血已有 60 多年的历史，因纱布填塞止血违反外科清创引流原则，虽可达到暂时止血目的，但因纱布容易与创面肉芽组织交织，取出时易出血，取出后遗留下来的空腔又是积液储脓的无效腔。在填塞过程中及凝血变硬后可导致周围组织压迫坏死，造成胆瘘、感染及再出血等，故受许多学者的反对。

临床上至今仍因有些难以止住的出血用纱布填塞治疗取得较满意的效果。具体包括：肝切开或选择性肝动脉结扎后有渗血；肝叶切除后有渗血；广泛性肝包膜下血肿；广泛性双叶肝损伤；医生的肝手术技能水平及医院的设备条件差。

（11）肝外胆道减压引流术：严重肝损伤破裂时采用肝外胆管减压术，如胆总管"T"管引流或胆囊造瘘术，作为手术处理中的一项原则，以防止胆瘘、胆汁性腹膜炎和继发性的延迟性出血。其理由是肝组织清创时只能将主要的胆管结扎，损伤本身，术后咳嗽、呕吐或使用止痛剂如吗啡等均能引起奥狄括约肌痉挛，使胆道内压力增高，可使未结扎小胆管胆汁溢出，形成胆汁性腹膜炎、胆瘘等。同时还可以通过"T"管注水（用肠钳阻断胆管远端）检查肝创面有无遗漏未结扎的胆管，可以防止术后胆瘘或胆道出血等严重并发症。而"T"管也可作为日后了解肝胆内部情况的一个造影检查途径。特别要提及的是，肝外伤对口缝合后，最严重的并发症是术后胆道出血。主要是创面较大的胆管未结扎，对口缝合后又形成无效腔，血块堵塞的血管因血块液化再次出血流入无效腔经过漏扎的胆管进入消化道，形成周期性出血。因此，经"T"管加压注水检查创面胆管是一种有效的方法。

（12）引流问题：肝外伤的引流问题已争论80多年。反对者认为凡引流者其肝周感染发生率高，肝外伤常规放置引流管是不适当的。但是在大量的临床病例中，我们发现除表浅的轻度肝外伤缝合后无明显渗血者不需放置引流外，一般重度肝破裂均需闭式引流。肝损伤放置腹腔引流是肝损伤手术处理死亡率明显降低的重要因素之一，可以减少渗出血液、胆汁在腹腔内聚积所致的感染，可以减少无效腔的形成。引流管以橡皮胶管为宜。烟卷引流只能维持24 h有效容易堵塞。双腔管负压过大，管壁塌陷，腹腔内组织堵塞内孔，常常效果不佳。引流管在术后3～4 d无渗出物时拔出。

3.肝损伤的术后处理。除周围性肝脏浅表裂伤外，肝深部裂伤、断裂伤、广泛肝挫伤而行广泛的清创切除术、肝动脉结扎术、肝叶切除术或纱布、大网膜填塞术后，都有不同程度的代谢紊乱和肝功能损伤，凝血机制也会出现不同程度的障碍。这些与创伤程度、肝切除范围、失血量多少、休克时间长短和术后并发症有直接关系。

第二节 肝衰竭

一、概述

肝是人体最大的实质性脏器，担负着重要而复杂的生理功能，不仅在糖、脂类、蛋白质、维生素、激素等物质代谢中具有重要作用，而且还有分泌、合成、解毒及免疫等方面的功能，如代谢功能、排泄功能、合成功能、解毒功能。急性肝衰竭是由于各种病因致肝细胞严重损害，使其代谢、分泌、合成、解毒及免疫等功能发生严重障碍而引起的临床综合征。

肝损害的各种病因作用于肝组织后，导致上述任何一种或数种肝细胞功能丧失，均可引起不同程度的肝细胞损伤与肝功能障碍，产生肝功能不全，最终发展为肝衰竭。按病情经过可分为：急性肝衰竭，起病急，进展快，有明显黄疸和出血倾向，很快进入昏迷状态。常见于重型病毒性肝炎、中毒性肝炎等。慢性肝衰竭，病情进展缓慢，病程较长，往往在某些诱因（如上消化道出血、感染等）作用下病情突然加剧而进入昏迷状态。常见于肝硬化失代偿期和肝癌晚期。

肝衰竭对机体的影响是多方面的，主要临床表现为肝性脑病和肝性肾衰竭。

（一）肝衰竭的病因学

肝衰竭的病因颇为复杂，不同地区其病因构成存在很大差异。在欧美等发达国家，药物是导致急性肝衰竭的主要病因。在发展中国家，尤其是在我国，急性肝衰竭常见的原因主要是病毒性肝炎。

（二）肝衰竭的概念、发展过程和分类

1.肝衰竭的概念。凡各种致肝损伤因素使肝细胞（包括肝实质细胞和库普弗细胞）发生严重损害，使其代谢、排泄、合成、解毒与免疫功能发生严重障碍，机体往往出现黄疸、出血、腹水、继发性感染、肝性脑病、肾功能障碍等一系列临床表现，称为肝衰竭。

2.肝衰竭发生、发展的过程。肝实质细胞首先发生的是代谢排泄功能障碍（高胆红素血症、胆汁淤积症），其后为合成功能障碍（凝血因子合成减少、低蛋白血症），最后发生解毒功能障碍（激素灭活功能低下，血氨、胺类与芳香族氨基酸水平升高等）。

3.肝衰竭的分类。肝衰竭的分类主要包括：急性肝衰竭，主要由病毒性肝炎或药物性肝炎等急性肝损害病情恶化所引起。其中，起病 2 周内，以发生肝性脑病为突出特点者称为暴发性肝衰竭；起病 2 周以上，以发生肝性脑病或重度黄疸和腹水为特征的称为亚急性肝衰竭。慢性肝衰竭，病情进展缓慢，病程较长，往往在某些诱因作用下病情突然加剧，反复发生慢性肝性脑病。主要由各类失代偿性肝硬化发展而来。

（三）肝衰竭的诊断和治疗

1.诊断。诊断主要包括：转氨酶可增高，但发生弥漫的重型肝炎时可不增高；血胆红素增高；血小板常减少，白细胞常增多；血肌酐或尿素氮偏高（肾功能降低所致）；血电解质紊乱，如低钠、高钾或低钾、低镁等；酸碱失衡，多为代谢性酸中毒，早期可能有呼吸性或代谢性（低氧、低钾等）碱中毒；出现 DIC 时，凝血时间、凝血酶原时间或部分凝血活酶时间延长，纤维蛋白原可减少，而其降解物（FDP）增多，优球蛋白试验等可呈阳性。

2.治疗方案。治疗方案主要包括：改变营养方法，可用葡萄糖和支链氨基酸，葡萄糖液可配用少量胰岛素和胰高糖素，不用脂肪乳剂，限用一般的氨基酸合剂；口服乳果糖，以排软便 2～3 次/d 为度，也可灌肠。用肠道抗菌药，以减少肠内菌群，如用新霉素和甲硝唑；静脉滴注醋谷胺（乙醚谷醚胺）、谷氨酸（钾或钠）或氨酪酸，以降低血氨；静脉滴注左旋多巴，可能有利于恢复大脑功能；注意抗感染治疗，除了要处理感染病灶，还因为肝衰竭后免疫能力降低，而且来自肠道，门静脉的细菌毒素可进入全身血流；防治 MODS，意识障碍并有视盘水肿时需用甘露醇等脱水药，呼吸加快、口唇发绀等可能为 ARDS 表现，应做血气分析和增加氧吸入、用呼吸机等，尿量过少时需用利尿药；直接支持肝功能的方法，将患者的血液通过体外的动物肝灌流，或用活性炭等吸附作用和半透膜透析作用（类似"人工肾"），以清除肝衰竭患者血中有害物质，均尚未取得较成熟的经验，需要继续研究。

二、急性肝衰竭

急性肝衰竭是原来无肝病者肝脏受损后短时间内发生的严重临床综合征，病死率高。最常见的病因是病毒性肝炎，脑水肿是最主要的致死原因。除少数中毒引起者可用解毒药外，目前无特效疗法。原位肝移植是目前最有效的治疗方法，生物人工肝支持系统和肝细胞移植治疗急性肝衰竭处在研究早期阶段，是很有前途的新方法。

（一）概念

1970 年，Trey 等提出"暴发性肝衰竭"（FHF）一词，是指严重肝损害后发生的一种有潜在可逆性的综合征。其后有人提出迟发性或亚暴发性肝衰竭的概念。最近 O'Grady 等主张将 ALF 分为 3 个亚型，主要包括：超急性肝衰竭型。超急性肝衰竭型指出现黄疸 7d 内发生肝性脑病者。急性肝衰竭型。急性肝衰竭型指出现黄疸 8～28 d 发生肝性脑病者。亚急性肝衰竭型。亚急性肝衰竭型指出现黄疸 29～72 d 发生肝性脑病者。"急性肝衰竭"一词是一个比较宽泛的概念，它至少应包括临床上大家比较熟悉的暴发性肝衰竭和亚暴发性肝衰竭。

（二）病因

1.嗜肝病毒感染及其他病原体感染。所有嗜肝病毒都能引起 ALF。急性病毒性肝炎是 ALF 最常见的原因，占所有病例的 72%，但急性病毒性肝炎发生 ALF 者少于 1%。

2.损肝药物。损肝药物种类繁多，药源性 ALF 的发生率有增高趋势。据报道，对乙酰氨基酚（扑热息痛）过量是英国 ALF 的主要病因，印度 4.5% 的 ALF 由抗结核药引起，日本 25% 的特发性 ALF 系服用托屈嗪（乙肼苯哒嗪，todralazine）所致。

3.毒物中毒。毒物中毒的种类也很多，如毒蕈、四氯化碳、磷等。美国和法国报道，每年都有业余蘑菇采集者因毒蕈中毒引起 ALF 而死亡。

4.其他。如肝豆状核变性、Budd-Chiari 综合征、Reye 综合征、妊娠期脂肪肝、转移性肝癌、自身免疫性肝炎、休克、过高温及过低温等。

（三）症状

早期症状缺乏特异性，可能仅有恶心、呕吐、腹痛、脱水等表现。随后可出现黄疸、凝血功能障碍、酸中毒或碱中毒、低血糖和昏迷等。精神活动障碍与凝血酶原时间（PT）延长是 ALF 的特征。肝性脑病可分为 4 期：期表现为精神活动迟钝，存活率约为 70%；期表现为行为失常（精神错乱、欣快）或嗜睡，存活率约为 60%；期表现为昏睡，存活率约为 40%；期表现为不同程度的昏迷，存活率约为 20%。

（四）治疗措施

1.一般措施。一般措施就是密切观察患者精神状态、血压、尿量。常规给予 H2 受体拮抗药以预防应激性溃疡。皮质类固醇、肝素、胰岛素、胰高血糖素无明显效果。抗病毒药未被用于治疗 ALF，近期有报道试用拉米夫定者。

2.预防和控制感染。早期预防性应用广谱抗生素无效，而且会引致有多种抵抗力的细菌感染。部分（30%以上）并发感染者无典型临床征兆（如发热、白细胞增多），应提高警觉，早期发现感染并给予积极治疗是改善预后的关键。

3.肝性脑病和脑水肿。肝性脑病常骤起，偶可发生于黄疸之前。常有激动、妄想、运动过度，迅速转为昏迷。期肝性脑病患者 75%～80%发生脑水肿，是 ALF 的主要死因。

提示颅内压增高的临床征兆有：收缩期高血压（持续性或阵发性）；心动过缓；肌张力增高，角弓反张，去皮质样姿势；瞳孔异常（对光反射迟钝或消失）；脑干型呼吸，呼吸暂停。颅内压可在临床征兆出现前迅速增高，引起脑死亡，应紧急治疗。

4.治疗凝血功能障碍。ALF 患者几乎都有凝血功能障碍。由于应用 H2 受体拮抗药和硫糖铝，最常见的上消化道出血已显著减少。预防性应用新鲜冷冻血浆并不能改善预后，只有在明显出血、准备外科手术或侵入性检查时才用新鲜冷冻血浆或其他特殊因子浓缩物。血小板少于 $50000/mm^3$ 者，可能需要输血小板。

5.处理心血管异常。ALF 心血管异常的临床表现以低血压为特征。其处理措施是在肺动脉楔压和心排血量监测下补液，如补液改善不明显要用血管加压药。肾上腺素和去甲肾上腺素最常用，血管紧张素用于较难治病例。尽管血管加压药有维持平均动脉压的疗效，但减少组织氧消耗，其应用受到明显限制（可同时应用微循环扩张药前列环素等）。

6.处理代谢紊乱。ALF 患者通常有低血糖。中枢呼吸性碱中毒常见，低磷血症、低镁血症等也不少见。对乙酰氨基酚过量代谢性酸中毒与肾功能无关，是预测预后的重要指标。

7.处理肾衰竭。约 50% 的 ALF 患者发生少尿性肾衰竭。对乙酰氨基酚诱发的肾衰竭可无肝衰竭，预后良好。非对乙酰氨基酚 ALF 发生肾衰竭，通常伴有肝性脑病、真菌感染等，预后不良。常用低剂量多巴胺维持肾的灌注，但疗效未得到对照研究的证实。血肌酐>400 pmol/L、液体过量、酸中毒、高钾血症和少尿性肾衰竭合用甘露醇者，要选用肾替代疗法。持续性血液过滤（动脉-静脉或静脉-静脉）优于间歇性血液过滤。由于衰竭的肝合成尿素减少，血浆尿素监测不是 ALF 肾功能的良好观察指标。

8.肝移植（OLT）。肝移植（OLT）是目前治疗 AFL 最有效的方法。OLT 患者选择非常重要，O' Grady 等根据病因提出的 ALF 患者做 OLT 的适应证，可供参考。OLT 绝对禁忌证为不能控制的颅内高压、难治性低血压、脓毒血症和成年人呼吸窘迫综合征（ARDS）。

9.辅助肝移植。在患者自身肝旁置入部分肝移植物（辅助异位肝移植），或切除部分自身肝后，在原位置入减少体积的肝移植物（辅助原位肝移植）。移植技术困难，术后并发症发生率高。

10.肝细胞移植。肝细胞移植治疗 ALT 是可行和有效的。需进一步研究如何保证肝细胞的高度生存力和代谢活力，并了解最适合的细胞来源（人、动物或胎肝细胞）和置入途径（腹腔内、脾内或经颈静脉的门静脉内置入）。

11.生物人工肝（BAL）。理论上启用人工肝支持系统帮助患者渡过病情危急阶段是最好的治疗方法。非生物人工肝支持系统疗效不理想。BAL 已试用于临床，疗效显著。

第三节　原发性肝癌

一、概述

原发性肝癌（以下简称肝癌）历来被称为"癌中之王"，主要是由于肝癌与其他癌症相比，有几个"最"：最难发现、最难诊断、最难治疗、发展最快、预后最差。经过几代人半个多世纪的不懈努力，肝癌已由"无法早期发现"变为"较易早期发现"；肝癌的诊断已由"较难"变为"较易"；肝癌的预后也由"不治"变为"部分可治"。促使这些转化的是半个多世纪以来科学技术上一些重要发现与发展。例如，20 世纪 50 年代解剖学的进步，搞清了肝内各种管道的解剖，实现了大肝癌的规则性切除。20 世纪 60 年代乙型肝炎病毒和黄曲霉毒素的发现，更新了肝癌的病因学研究内容；移植免疫学的进步导致 1963 年肝移植的问世。20 世纪 70 年代甲胎蛋白（AFP）检测手段用于普查，开辟了肝癌临床研究的一个新领域——小肝癌的研究，使肝癌的疗效有了较大幅度的提高。20 世纪 80 年代，由于电子计算机与各种新技术的结合，促使医学影像学的飞跃发展，使 1 cm 直径的小肝癌已不难检出；以放射介入与超声介入为代表的局部治疗以及综合治疗的兴起，使不能切除的肝癌的疗效进一步提高，并出现"不能切除肝癌的缩小后再切除"这一崭新途径。20 世纪 90 年代，分子生物学的进步、导向治疗的深入、复发与转移研究等的兴起，为肝癌的诊断与治疗提供了有潜在重要意义的前景。21 世纪初，索拉非尼的问世，给晚期肝癌患者带来了希望，同时改变了人们对肝癌治疗疗效判定指标的认识。

二、肝癌的诊断

（一）症状

肝癌在生长早期往往呈现隐匿性，在进展期由于某些原因才会出现症状，而在侵犯邻近器官或组织前，肿瘤通常已经长到一定体积。肝的储备功能使得肝实质能够在被大量癌细胞代替前不出现肝功能失代偿的表现，从而掩盖了某些与肝功能异常相关的症状。并且出现的临床症状通常也不具有肝癌的特异性。特别是亚临床期肝癌，由于无任何肝癌的症状，有些患者会怀疑肝癌的诊断，从而错失了根治性治疗的机会。肝癌的临床症状可由肝癌与合并的肝炎、肝硬化所引起。常见的症状如下。

1.肝区疼痛。肝区疼痛表现为间歇性或持续性钝痛或刺痛、呼吸时加重的肝痛和急腹痛。多数位于剑突下或右季肋部。如肿瘤位于右肝上部，由于刺激横膈，也可以出现右肩部或右肩背部疼痛。如突发上腹部剧烈疼痛，有发生肝癌破裂出血的可能。

2.消化道症状。消化道症状包括食欲缺乏、食欲不振、腹胀、腹泻、恶心等。

3.出血倾向。出血倾向表现为牙龈出血或鼻出血，也可因严重的肝硬化并发门脉高压性上消化道出血等。

4.发热。不明原因的间歇性发热（伴白细胞增多）也是肝癌的一个临床表现，6%～54%的患者出现过这种症状。虽然认为肿瘤坏死是引起发热的一种可能解释，但引起发热的真正原因目前尚不清楚。

5.其他。乏力、消瘦；患者主诉上腹部肿块；黄疸；远处转移时的相关症状，如骨转移时疼痛、麻木感，肌力下降等；肺转移偶可出现咳嗽或咯血等；此外部分患者可表现为不同类型的副癌综合征，如自发性低血糖等。

（二）体征

亚临床肝癌应无特征性体征。临床肝癌的体征同样可由肝癌与合并的肝炎、肝硬化所引起。常见体征如肝大、伴或不伴结节，上腹部肿块、黄疸、腹水、脾大、下肢水肿、右侧胸腔积液等；如肝硬化明显，可有肝掌、蜘蛛痣或前胸、腹部的血管痣，腹壁静脉曲张等。

1.肝大。进行性肝大为常见的特征性体征之一。肝质地坚硬，表面及边缘不规则，常呈结节状，少数肿瘤深埋于肝实质内者则肝表面光滑，伴或不伴明显压痛。肝右叶膈面癌肿可使右侧膈肌明显抬高。

2.脾大。脾大多见于合并肝硬化与门静脉高压病例。门静脉或脾静脉内癌栓或肝癌压迫门静脉或脾静脉也能引起充血性脾大。

3.腹水。草黄色或血性，多因合并肝硬化、门静脉高压、门静脉或肝静脉癌栓所致。

向肝表面浸润的癌肿局部破溃糜烂或肝凝血功能障碍可致血性腹水。

4.黄疸。癌肿广泛浸润可引起肝细胞性黄疸；当侵犯肝内胆管或肝门淋巴结肿大压迫胆道时，可出现阻塞黄疸。有时肿瘤坏死组织和血块脱落入胆道引起胆道阻塞可出现梗阻性黄疸。

5.肝区血管杂音。由于肿瘤压迫肝内大血管或肿瘤本身血管丰富所产生。

6.肝区摩擦音。肝区摩擦音于肝区表面偶可闻及，提示肝包膜为肿瘤所侵犯。

7.转移灶相应体征。可有锁骨上淋巴结肿大，可出现胸腔积液或血胸。骨转移可见骨骼表面向外突出，有时可出现病理性骨折。脊髓转移压迫脊髓神经可表现截瘫，颅内转移可出现偏瘫等神经病理性体征。

三、肝癌的治疗

（一）治疗总原则

治疗有 3 个目标：根治、延长生存期、减轻痛苦。为达此目的，治疗原则也有 3 个，即早期治疗、综合治疗、积极治疗。其中早发现、早诊断、早治疗是提高肝癌治疗疗效的关键。

1.早期治疗。早期治疗是肝癌治疗最主要的方面。必须抓住 2 个时机：癌结节直径增大到 5 cm 以前，以及门静脉主干癌栓出现前。前者经正确治疗有根治希望，后者经积极治疗多可延长生存期，少数有根治可能。

2.综合治疗。原发性肝癌属多因素、多阶段发展的癌症，故理论上难以找到特效药物。为此，综合治疗乃为必由之路。它包括不同治疗方法的联合与序贯应用和一类治疗方法的不同治疗剂量的联合与序贯应用。近年来肿瘤局部治疗的兴起，具有战略意义。

3.积极治疗。积极治疗有两重含义：一是积极的治疗态度；二是反复多次治疗。例如，手术，包括复发病灶的再切除，以及不能切除肝癌的缩小后再切除；又如，放射介入治疗，一次治疗多难获得好的疗效，而反复多次则可能获得较好的效果；小肝癌的瘤内无水乙醇治疗也一样，一次注射难以彻底，多次注射则有治愈的可能。

（二）常规治疗方法

1.外科治疗

（1）手术切除

1）基本原则：彻底性，完整切除肿瘤、切缘无残留肿瘤；安全性，最大限度保留正常肝组织，降低手术死亡率及手术并发症。

2）必备条件：一般情况良好，无明显心、肺、肾等重要脏器器质性病变；肝功能正常或仅有轻度损害（Child-Pugh A 级）；或肝功能分级属 B 级，经短期护肝治疗后恢复到 A 级；肝储备功能如 ICG 15 基本在正常范围以内；无不可切除的肝外转移性肿瘤。

3）禁忌证：全身情况，包括年龄过大、体质过度虚弱、严重心肺功能障碍或有代谢性疾病无法耐受手术者；肝情况，严重肝硬化、肝萎缩，肝功能失代偿（Child C 级）；肿瘤情况，肿瘤多发或肿瘤巨大、边界不清，伴有门静脉主干癌栓或胆管癌栓者为肝癌切除的相对禁忌证。单个或局限性肺转移，有时可以一并切除，而并非肝切除的绝对禁忌证。

4）剖腹探查的指征：肝癌诊断明确者，诊断明确的肝癌可以考虑手术切除。其中包括小肝癌与大肝癌、周缘型肝癌及肝门区肝癌、表浅性肝癌与深在性肝癌、伴肝硬化之肝癌以及肝癌破裂者；肝癌诊断不能排除者，肝实质占位性病变确实存在，但 AFP 阴性，经影像学检查肝癌特征不典型但又不能排除者均可考虑开腹探查。在目前的治疗条件下，肝切除风险远小于肝癌延误治疗带来的危害。

5）根治性切除标准：肿瘤数目不超过 3 个；无门静脉主干及一级分支、肝总管及一级分支、肝静脉主干及下腔静脉癌栓；无肝外转移，完整切除肉眼所见肿瘤，切缘及余肝无残癌；术后影像学检查未见肿瘤残存，术前 AFP 阳性者术后随访 2 个月内血清 AFP 降至正常。

6）姑息性肝切除标准：3～5 个多发性肿瘤，超越半肝范围者，行多处局限性切除；肿瘤局限于相邻 2～3 个肝段或半肝内，无瘤肝组织明显代偿性增大达全肝的 50% 以上；

肝中央区肝癌，无瘤肝组织明显代偿性增大达全肝的 50%以上；肝门部淋巴结转移者，肿瘤切除同时行淋巴结清扫或术后治疗；周围脏器受侵犯者一并同时切除。

姑息性肝切除还涉及以下几种情况：原发性肝癌合并门静脉癌栓和（或）下腔静脉癌栓、肝癌合并胆管癌栓、原发性肝癌合并肝硬化门静脉高压、难切性肝癌的切除。此外，对于不适宜姑息性切除的肝癌，应考虑姑息性非切除外科治疗，如术中肝动脉结扎和（或）肝动脉、门静脉插管等。

（2）肝移植：在我国，肝癌是居第二位的恶性肿瘤，全世界每年新发肝癌 1/2 以上在我国。理论上肝移植是治疗肝癌合并严重肝硬化的最佳选择，因为肝癌生长具有多中心的特点，同时患者合并有门静脉高压和严重的肝硬化，使肝切除范围受到明显限制。肝癌肝移植在理论上彻底清除了肿瘤和肝内转移灶、最大限度地达到根治的要求，消除了肝癌产生的肝病背景（肝硬化或肝炎）。随着手术技术的成熟，免疫抑制药物的发展，肝移植已成为肝癌治疗的一个重要手段，并逐渐得到临床医师的认可和接受。主要有以下内容。

1）肝癌肝移植适应证：国际上广泛采用 Milan 标准和 UCSF 标准，国内尚无统一的标准。

2）活体供肝移植（LDLT）指征：由于尸体供肝短缺，活体供肝移植数目正逐年上升。相对于尸肝移植，活体供肝通常源于年轻健康的供体、冷缺血时间短、供肝质量优于尸肝，更重要的是活体供肝缩短了受体等待肝源的时间，使肿瘤血管侵犯、肝外播散情况大大减少。由于现有的 Milan 标准、UCSF 标准均源于尸肝移植的脏器分配原则，对于 LDLT 可能不完全适合，国际上许多学者认为应该扩大 LDLT 移植指征。但也有学者反对任意扩大 LDLT 的指征，因为 LDLT 虽然缩短了等待供肝的时间，降低肿瘤进展的风险，但遗憾的是这种"快速"的移植随之带来了较高的复发率，以往尸肝移植患者在较长的等待过程中使肿瘤的生物学特性充分显现出来，通过"自然选择"可以挑选更合适的受体，血管侵犯、肿瘤直径＞5 cm、肿瘤数目多于 3 个依旧是影响复发的重要因素，预示 Milan 标准在 LDLT 仍旧有一定的指导意义。

3）肝癌肝移植术后肝癌及肝炎的复发：肝癌复发转移，20世纪60年代肝移植的出现为肝癌治疗带来了新的思路，但术后复发转移一直是影响肝移植治疗肝癌疗效的主要因素。而且一旦复发转移，病情则迅速发展，复旦大学附属中山医院肝癌研究所报道复发后患者1年生存率仅为18%；乙型肝炎复发，我国绝大多数原发性肝癌同时合并乙型肝炎后肝硬化，而合并严重肝硬化的原发性肝癌是我国肝移植的主要适应证之一，据不完全统计，原发性肝癌占国内肝移植的比例为30%～70%。尽管病肝的切除去除了体内最大的病毒源泉，但寄生于其他体细胞内的乙型肝炎病毒是乙型肝炎复发的基础，另外，部分患者因免疫功能的下降存在再感染乙型肝炎病毒的可能。随着肝移植术后长期存活患者的不断增多，肝移植术后乙型肝炎再感染、复发的问题日益突出。国内外长期观察的资料表明，乙型肝炎受体如果术后不进行任何预防措施，100%的患者会术后复发；如果长期单纯使用拉米夫定约有60%的患者出现耐药的YMDD变异株；如果术后单纯使用抗乙型肝炎免疫球蛋白（HBIG）乙型肝炎复发率为30%左右；目前国外最为肯定的治疗方案为拉米夫定结合大剂量HBIG，可使乙肝复发率降至5%。至于小剂量HBIG联合拉米夫定是否具有同样的预防作用目前尚未有确切定论。另外，国内外对不用HBIG的方案如拉米夫定与阿德福韦的联合、应用其他核苷类似物如恩替卡韦、替诺福韦以及应用主动免疫方法如接种乙型肝炎疫苗等不同方案预防肝移植术后乙型肝炎复发的作用进行了有益的探索。

（3）肝动脉结扎插管化疗：近年来发现对肝的恶性肿瘤，无论为原发性或转移性，肝动脉结扎都是一种比较有效的疗法。因为通过实验研究和临床观察，发现肝内恶性肿瘤的血液供给主要来自肝动脉，仅有少量血供是来自门静脉；肝动脉结扎后肿瘤的血供可减少90%～95%，而正常肝组织仅减少35%～40%，所以肝动脉结扎后肝内癌肿会发生选择性坏死，因而可延长患者的生存期。不过肝肿瘤的这种缺血坏死仅是暂时的，在结扎后大约1个月通过侧支循环的逐渐建立，残余的癌细胞将重新开始生长，但临床缓解或好转的时期一般可达18～20周，患者食欲改善，疼痛消失，肿块缩小，体重增加。主要有以下内容。

1）适应证：剖腹探查时发现腹内已有广泛的癌转移，不适宜做部分或全肝叶切除者；主要症状由于肝内肿瘤所致，但术前已知有肝外肿瘤存在者；为减小肝肿瘤的体积和减少毒性物质的产生，先做肝动脉结扎，为下一步的肝切除做准备；通过股动脉插管造影或其他方法，已证明肝外和肝内的门静脉确实通畅者。

2）禁忌证：术前有严重肝功能障碍，或有较明显的黄疸和腹水者；术中发现肝有严重硬化，或者有门静脉阻塞现象，门静脉压在 53.3 kPa（400 mmHg）以上者；肿瘤体积已超过全肝的 3/4，或病变之间已无正常肝组织残留者；肿瘤过大影响肝门的暴露，致结扎术有技术上之困难者。

3）手术要点：剖腹探查后如果决定做肝动脉结扎术，结扎点原则上应尽可能靠近肝。由于解剖的变异和广泛的肿瘤所造成的局部情况，手术时须根据动脉结扎后肝组织和肝内肿瘤的不同颜色变化，或通过经肝动脉导管注射亚甲蓝溶液，观察肝组织蓝染的范围来判断肝动脉是否已达到完全结扎或适当结扎的目的，有时须结扎 2 个或更多的动脉支。结扎后的颜色变化并不恒定。有时因局部组织缺血，胆囊也须切除。临床上常用的插管途径是经胃网膜右动脉插管。可在术中由十二指肠上部上方解剖肝十二指肠韧带，解剖显露肝总动脉、肝固有动脉和胃十二指肠动脉；距幽门 5 cm 处解剖出胃网膜动脉 2 cm 左右，远端血管结扎，导管由胃网膜右动脉近端插入，直视下从胃十二指肠动脉插管至肝固有动脉或患侧肝动脉支，探查明确后注射亚甲蓝观察肝染色范围以核实。插管前以套线方式暂时阻断肝总动脉，有助于导管顺利插入预定位置。术中应注意有无变异的肝固有动脉、肝右动脉或肝左动脉，有时需在肝门处直接插入异位的动脉支。如果患肝硬化严重，有时可不结扎肝总动脉，以防术后产生肝衰竭。

抗癌药物的肝内灌注可使抗癌药高浓度地首先集中于肝，局部作用大而全身反应小。虽然肝内的局部灌注疗法有可能引起一时性的药物性肝炎，因此肝功能不佳或有严重黄疸者一般是属禁忌，但实际上除了情况特别严重者，通常仍可适应局部灌注；并有肝硬化或门静脉高压者也不是灌注疗法的禁忌证。

4）门静脉插管化疗：剖腹探查时发现腹内已有广泛的癌转移，不适于做部分或全肝叶切除者；门静脉主干及一级分支癌栓，经手术取栓术后预防癌栓再形成以及减少肝内复发转移；联合肝动脉结扎插管，为巨大肝癌二步肝切除做准备。

2.射频消融。射频消融治疗（RFA）是肿瘤局部透热治疗的一种，以影像引导或直接将电极针导入肿瘤组织，通过射频在电极针周围产生极性分子震荡导致发热，使治疗区域温度达 50℃以上，中央区域可达 100℃以上，使局部细胞坏死。目前的射频消融治疗系统，一次凝固坏死区的直径可达 3～5 cm。肝癌的射频消融治疗可通过开腹术中、腹腔镜和经皮穿刺3种途径，目前应用最多的是经皮穿刺局部射频消融治疗（RFA）。

（1）RFA 的适应证：单个肿瘤病灶<5 cm，尤其是<3 cm；肝内病灶<3 个，每个病灶不超过 3 cm，无手术指征或有手术指征但因肿瘤部位手术切除困难；复发性小肝癌手术困难的；合并肝硬化，肝功能为 Child A 或 B 级，且无大量腹水；无手术指征的大肝癌或多发肝癌 TACE 后。

（2）RFA 的禁忌证：黄疸较重，腹水较多，一般情况较差者；已有远处转移或门静脉癌栓已形成者；严重心、肺、肾功能损害者；糖尿病、高血压控制不佳者；肝内或膈下有急性炎症或脓肿者。

（3）RFA 的基本要求：消融范围应力求包括 0.5 cm 的癌旁组织，以获得"安全边缘"。对边界不清，形状不规则浸润型癌，在邻近组织及结构许可的条件下建议扩大瘤安全范围达 1 cm 或以上。评估疗效的方法是消融术后 1 个月左右，采用对比增强CT 及 MRI 或超声造影判定肿瘤是否被完全消融。若经 3 次消融仍不能获得完全消融，应放弃消融疗法，改用其他治疗。

（4）RFA 的主要并发症：有皮肤灼伤、迷走神经反射、气胸、胸腔积液、肝胆管损伤、肝脓肿、内出血等。

并发症主要包括：出血，主要原因是肝穿刺、肝硬化本身及肿瘤消融不完全。术中 B 超探查可最大限度避免穿刺引起的血管损伤，拔针前行针道消融可减少针道出血。术前尽可能改善患者的凝血功能，术后给予止血药物，将减少肝硬化本身所致的出血。腹带加压包扎将减少肝表面穿刺点的出血。邻近组织脏器损伤，主要包括邻近的消化道、肾及血管、胆管系统及胸膜等，最常见的为胃肠穿孔。预防方法，严格选择 RFA 的患者，必要时进行开腹的 RFA 将最大限度地减少邻近组织脏器的损伤。电极板皮肤烫伤，因射频治疗输出能量较高，治疗时间较长，或使用电极板面积较小，发生皮肤烫伤的可能性较高，尤其是开腹全麻的情况下更不易发现。严格、规范的放置和使用电极板将减少电极板皮肤烫伤的发生率。感染，主要包括肝脓肿和腹膜炎，胸腔感染较少见。常见的致病菌为大肠埃希菌、粪链球菌及肠球菌等。可行腹部影像学检查结合穿刺液培养明确诊断。治疗上可经皮穿刺置管引流和静脉使用抗生素，在药敏结果出来前可经验应用，如三代头孢菌素等。迷走神经反射，射频产生的高温对肝包膜及肝内迷走神经刺激所产生的迷走神经反射，可引起心率减慢、心律失常、血压下降，严重者可导致死亡。术前可给予阿托品或山莨菪碱预防迷走神经反射。对于术前已有窦性心动过缓且阿托品试验阴性者，可给予安装临时起搏器，以防发生心搏骤停。针道种植性转移，发生率为 0.2%～2.8%，多因术中未进行针道消融或消融不彻底所致，另外与肿瘤病理分级、术中活检及肿瘤位置有一定关系。通过对针道的充分毁损可降低针道种植的发生。术后发热、疼痛，发热的主要原因为术后肿瘤凝固性坏死炎症吸收，一般低于 38.5℃。有报道指出，体温与消融时间呈正相关，消融时间在 25 min 以内患者体温可维持在正常范围，消融时间控制在 60 min 以内，体温不会超过 38℃。疼痛多因肿瘤邻近肝包膜，术中、术后肝包膜张力增加引起。对于发热及肝区疼痛持续时间较长和温度较高的应警惕感染的发生。对于疼痛剧烈的应严密监测生命体征，排除腹腔内出血及邻近脏器组织的损伤。肾功能损害，射频消融术治疗因高温使癌细胞坏死，大量蛋白分解，其产物血红蛋白被吸收入血液可产生血红蛋白尿。术后嘱患者多饮水，静脉输液治疗，密切观察尿量、颜色及性质。凝血功能障碍，肝癌患者肝功能已有一定程度的损害，加上射频消融术导致肝功能进一步损害，加重凝血功能障碍。应加强对病情的观察，了解患者有无鼻出血、牙龈出血及皮肤、黏膜出现散在的瘀点、瘀斑。行创伤性治疗时是否有出血不止的现象，监测出凝血时间的变化。

RFA 已成为肝癌综合治疗的一个重要方法，尤其对无手术指征或肿瘤生长部位不利于手术切除的小肝癌的临床疗效显著。

3.局部药物注射。

（1）适应证：B超引导下经皮无水乙醇注射治疗（PEI）已广泛应用于治疗肿瘤≤5 cm，肿瘤个数≤3个，尤其以单个肿瘤≤3 cm因严重肝硬化不能切除肝癌的治疗。

（2）禁忌证：有严重出血倾向、重度黄疸、中等量以上腹水、肿瘤巨大、肿瘤边界不清以及全身情况不能耐受治疗者属禁忌。

（3）作用机制可能有：高渗脱水作用；对肿瘤细胞直接毒性作用，导致蛋白质的变性坏死；肿瘤血管坏死闭塞；局部的无菌性炎症；局部纤维组织增生，分割和限制肿瘤生长，同时机化坏死组织，起到化学切除肿瘤的效应。

（4）操作方法：无水乙醇对肿瘤局部的凝固坏死作用能使直径<3 cm肿瘤的坏死程度达90%以上。无水乙醇注射除少数患者发热、局部疼痛外，对肝功能和全身影响不大，且可短期内反复多次注射。无水乙醇注射量，肿瘤直径<3 cm每次2~5 mL，肿瘤直径>3 cm每次10~20 mL，每周1次，体质好能耐受的可每周2次，4~6次为1个疗程。有报道对单个直径<3 cm肿瘤，无水乙醇注射疗效甚至优于手术切除。局部药物注射目前还有碘油、醋酸、化疗药物、高温盐水、p53基因、放射性核素等。

（5）常见并发症：腹痛，乙醇沿针道外溢至腹腔，多为一过性，无须特殊处理，乙醇沿门静脉反流也可引起腹痛，停止注射后即可缓解；发热，为乙醇性发热及肿瘤坏死性发热，常在38℃左右，一般无须特殊处理，体温超过39℃少见，可对症处理；颈部灼热及酒醉，无须特殊处理；一过性谷丙转氨酶升高。严重的并发症发生率为4%左右，有出血、肝功能损害、肾衰竭、肿瘤种植性转移等。

4.微波固化治疗。微波的交变电场的作用使肿瘤组织在短时间内产生大量热量，局部温度骤然升到55℃以上，从而引起肿瘤组织的凝固性坏死而周围组织无坏死。另外，微波固化（MCT）可引起机体局部组织理化性质的变化，可提高机体免疫功能。

（1）适应证：不愿接受手术的小肝癌；肝癌合并肝硬化（Child分级一般为A或B级），肿瘤体积小、病灶局限；不能手术切除的原发性肝癌，肿瘤直径≤5.0~6.0 cm

的单发结节，或是多发结节≤3 枚；手术未能切除或术后残留、复发性肝癌；术中与手术并用可提高手术切除率。

（2）禁忌证：弥漫性肝癌、巨块型肝癌；严重黄疸、腹水、肝功能不全；严重器质性疾病，心肾功能不全；微波不能到达全部肿瘤位置者。

微波固化治疗也可通过开腹术中、腹腔镜和经皮穿刺（PMCT）3 种途径，PMCT是 MCT 发展的热点，操作简单、安全、微创、疗效可靠、适应证广。研究认为，PMCT对直径<3 cm 以 T 肝癌结节效果满意；比较超声引导下微波和射频两种消融技术的临床应用价值，认为微波和射频（RFA）都是目前比较理想的介入超声治疗肝癌的手段，但是 PMCT 费用相对低廉，易被接受，符合我国国情。

5.冷冻疗法。冷冻治疗肝癌是一种安全可行的局部治疗方法。一般认为，快速冷冻、缓慢复融以及反复融冻，能使冷冻区产生最大限度的凝固性坏死。冷冻治疗的特点为可产生一个境界清楚、范围可预测的冷冻坏死区，不仅能消灭瘤体，且能最大限度地保存正常肝组织。冷冻治疗小肝癌，可望根治；对较大肝癌冷冻可作为综合治疗的一种手段。

冷冻疗法的适应证：合并严重肝硬化，无法耐受手术切除者；病变须做广泛切除，估计切除后肝功能不能代偿者；主瘤虽经切除，但余肝尚有残留结节者；癌肿虽不大，但位置紧靠肝门或下腔静脉，致手术不能切除者。

目前应用的冷冻方法主要是液氮冷冻。一般用直径 3～5 cm 的冷头做接触冷冻，或用直径 3～5 mm 的冷头做插入冷冻，也可以用液氮做直接喷射冷冻，能产生极度低温而导致肝癌细胞不可逆性的凝固坏死，但由于受冷冻深度和广度的限制，对范围较大的癌肿还不能使之彻底治愈。术中应注意避免冷冻损伤较大的胆管。目前，已有 B超引导下经皮穿刺和经腹腔镜进行冷冻治疗，在获得相应治疗效果的同时，减少了因操作引起的损伤，有利于患者更快恢复和缩短住院时间。

氩氦刀是一种只在刀尖冷冻，刀柄保持常温，唯一可用氦气解冻的微创靶向冷冻仪器。该系统有 4～8 个能单独控制的热绝缘超导刀，超导刀中空，可输出高压常温氩气（冷媒）或高压常温氦气（热媒）。温差电偶直接安装在刀尖，可监测刀尖的温度。氩气在刀尖急速膨胀，60s 内使靶组织内温度降至-160～-140℃，使肿瘤组织形成冰球；氦气在刀尖急速膨胀，可使温度急速升至 20～45℃，从而使冰球解冻，一般进行反复冷冻—解冻 2～3 次循环，这种冷热逆转疗法对肿瘤摧毁更为彻底，并可调控肿瘤抗原，激活机体抗肿瘤免疫反应。氩氦刀冷冻治疗肝癌的适应证同微波和射频，术中冷冻对直径＞5 cm 者也有效。

冷冻治疗的主要并发症包括皮肤冻伤、腹腔内出血、肝内低温、心律失常、肿瘤破裂、发热、胸腔积液、膈下或肝脓肿形成以及胆汁瘤或胆瘘等。

6.介入治疗。经皮穿刺肝动脉灌注化疗及栓塞（TACE/TAE）。

（1）理论基础：肝癌血供的 95%～99%来自肝动脉，而肝组织血供的 70%～75%源于门静脉，肝动脉血供仅占 25%～30%。栓塞肝动脉可以阻断肿瘤的血供、控制肿瘤的生长，甚至使肿瘤坏死缩小，而对肝组织血供影响小。此外，有的栓塞剂还同时具有化疗、放疗等作用，因而，除了阻断血供外还能直接杀伤肿瘤。

（2）适应证：各期肝癌，以早、中期为好。适应证的掌握主要依病灶及患者情况而定，如病灶尚属早、中期，患者基本情况较好，适应证的控制可以相对放宽。反之，则应从严。不能手术切除的中、晚期原发性肝癌患者；能手术切除，但由于其他原因（如高龄、严重肝硬化等）不能或不愿进行手术的患者；对于此两类患者，放射介入治疗可以作为非手术治疗中的首选方法。原则上，可切除的肝癌术前不需要做 TACE 治疗。

（3）禁忌证：严重肝细胞性黄疸；大量腹水，尤其是伴少尿的病人；肝硬化明显，肝功能严重受损；肿瘤病变已超过整个肝体积的 4/5；全身广泛转移；终末期患者，这些患者疗效差、并发症发生率高。此外，还应重视肝储备功能，对于储备功能差的患者应慎重。

（4）常用灌注化疗药物：包括氟尿嘧啶（5-FU）500～1000 mg，顺铂 60～100 mg，卡铂 400～500 mg，草酸铂 150～200 mg，多柔比星（ADM）60～80 mg，表柔比星（EADM）

60～80 mg，吡柔比星（THP）60～80 mg，丝裂霉素（MMC）16～20 mg，氨甲蝶呤（MTX）80～100 mg 等。通常是 3 种药物联合使用。例如，病人情况相当好，也可以四药联用；反之，如病人一般情况差，则可以减量，甚至仅用半量。

（5）介入治疗原则：应尽可能使用复杂类栓塞剂，碘油应尽可能和抗癌药物混合成碘油乳剂使用。先用末梢栓塞剂做周围性栓塞，再行中央性栓塞。原则上碘油量应用足，一般在 10～20 mL。如肿瘤病灶很大也可以增加用量，但术后应加强保肝治疗。不要将肝动脉完全栓塞，应尽可能保留肝固有动脉，以便下次介入治疗，但如有明显定静脉瘘者则例外。如有两支动脉供应肿瘤，可将其中一支闭塞，使其肿瘤血供重新分布，以便治疗。如有小范围肝动脉-门静脉瘘可用碘油栓塞，但大范围者应慎重。

（6）栓塞材料：无毒、无抗原性，具有良好的生物相容性；迅速闭塞血管，能按需求闭塞不同口径、不同流量的血管；易经导管传送、不粘管、易取得、易消毒；无致畸和致癌性。

目前治疗肝癌广泛应用的栓塞材料有：碘化油，经肝动脉注入后可长期选择性滞留在肝癌组织中，所以可以与抗癌药物结合使用。明胶海绵，具有良好的可压缩性和再膨胀性，可以栓塞不同口径的血管。聚乙烯醇（PVA）颗粒，永久性栓塞剂之一。海藻酸钠微球血管栓塞剂，固体栓塞剂，克服碘化油流失的弊端。无水乙醇，液体栓塞剂和强烈的组织坏死剂。其他，如放射性微球、不锈钢弹簧圈、中药等。

7.肝癌的放疗。原发性肝癌对放疗敏感，不能行根治性治疗的原发性肝癌需要包括放疗在内的多模式综合治疗。对于局限于肝内的肝癌患者，三维适形放疗（3DCRT）和调强适形放疗（IMRT）结合介入治疗的 3 年生存率可达 25%～30%。

（1）肝癌放疗的指征：肿瘤局限，因肝功能不佳不能进行手术切除，或肿瘤位于重要解剖结构，在技术上无法切除，或拒绝手术。要求一般情况好，Karnofsky 评分 ≥ 70 分；手术后有残留癌灶者，需处理肝局部肿瘤，否则会产生一些并发症，如胆管梗阻、门静脉、肝静脉以及下腔静脉癌栓，对胆管梗阻的患者可先进行引流，缓解黄疸，再进行放疗；远处转移灶的治疗，如淋巴结转移、肾上腺转移以及骨转移，放疗可缩小转移灶，减轻患者的症状，改善生活质量，肺或脑转移的放疗也有效果。肝癌放疗的禁忌证，即为肝功能为 Child-Pugh C 的患者，不宜接受放疗。只要不是禁忌证，对于不能行根治性治疗的肝癌患者都应考虑包括放疗在内的综合治疗。

（2）放疗的并发症：主要表现为早反应与晚反应两种。早反应一般发生在放疗中及结束后 6 个月内，晚反应一般发生在放疗结束 6 个月后。早反应最常见的是胃肠道不适，如厌食、恶心、呕吐、腹泻和胃、十二指肠溃疡；恶心、呕吐、腹泻常出现在放疗期间的后期，轻者口服甲氧氯普胺（胃复安），较重者可以应用昂丹司琼类药物，很少出现腹泻，但均不中断放疗。放射性溃疡可用 H2-受体阻滞药或质子泵抑制药以缓解症状。放疗对肝的毒性表现为部分患者出现转氨酶升高，通常发生在放疗结束后，一般不高于正常值高限的 2 倍。放疗后白细胞下降，尤其是放疗前白细胞、血小板在正常值以下，放疗后下降可能更加明显。对于肿瘤位于膈下的肝癌，放疗后常会出现放射性肺炎或胸腔积液，这些患者常无症状，无须特殊处理。晚发反应主要有放射野内的肝萎缩、纤维化以及大血管受到放疗后出现的静脉狭窄。胆管系统并发症少见。

（3）立体定向适形放疗：立体定向适形放疗又称光子刀，由三维治疗计划系统、立体定向体架、体位固定装置，电脑驱动多叶光栅、螺旋 CT 及直线加速器等成套设备组成。主要特点是利用三维技术使放射剂量与肿瘤靶区高度一致，周围正常组织得以保护，大大减少了正常组织的放射损伤，因而能够增加靶区的照射剂量以提高对肿瘤的控制率，并为加大分次剂量以缩短疗程奠定了基础。治疗的不良反应很少，绝大部分患者均能耐受。

8.肝癌的分子靶向治疗

（1）表皮生长因子受体抑制药：作用于表皮生长因子受体（EGFR）的靶向药物目前主要包括大分子的单罗恩抗体（如西妥昔单抗、尼妥珠单抗）和小分子的化合物（如吉非替尼、厄洛替尼）。临床上试用吉非替尼治疗肝癌的初步结果不佳，还需再观察。在美国东部肿瘤协作组（ECOG）E1203 研究中，31 例无法手术的晚期肝癌患者接受了吉非替尼治疗。在中位随访了 13.2 个月后，患者的中位无进展生存（PFS）

期和中位生存期分别为 2.8 个月和 6.5 个月，12 例无完全缓解（CR），1 例部分缓解（PR），7 例疾病稳定（SD）。该研究因未达到预期目标（4.5 个月 PFS 率达 63%）而停止了进一步研究。厄罗替尼对肝癌有一定的治疗作用，其单药或联合其他药物治疗肝癌均值得进一步研究。一项厄罗替尼治疗晚期肝癌的期临床研究显示，38 例无法手术的晚期肝癌患者在接受厄罗替尼治疗后，12 例（32%）在 6 个月时仍没有出现肿瘤进展，其中 3 例（8%）达到 PR 并分别维持了 2 个月、10 个月、11 个月，19 例（50%）病情稳定（SD），中位疾病进展时间（TTP）为 3.2 个月，中位生存期为 13 个月。

（2）抗血管生成制剂：在贝伐单抗单药治疗晚期肝癌方面，Schwartz 等报道，13 例晚期肝癌患者接受贝伐单抗单药治疗，2 例 PR，9 例 SD 超过 4 个月，其中 1 例患者 SD 时间维持了 12.7 个月。Malka 等的一项期临床研究显示，30 例晚期肝癌患者接受贝伐单抗治疗，在 24 例可评估疗效的患者中，3 例 PR，13 例 SD，其中 7 例 SD 超过 16 周。贝伐单抗联合化疗也是目前晚期肝癌的治疗热点。Zhu 等应用 GEMOX-B 方案治疗晚期肝癌的期临床研究共纳入 33 例患者，其中 30 例可评估疗效，有效率为 20%，另外 27% 的患者 SD，中位生存期为 9.6 个月，中位 PFS 期为 5.3 个月，3 个月和 6 个月的 PFS 率分别为 70% 与 48%。Sun 等采用 XELOX 方案联合贝伐单抗治疗了 30 例进展期肝癌患者，平均治疗 8 个周期，3 例 PR，21 例 SD，平均 PFS 期为 5.4 个月，3 个月和 6 个月的 PFS 率分别为 70% 和 40%。在分子靶向药物联合治疗方面，Thomas 等报道了贝伐单抗联合厄罗替尼治疗晚期肝癌的期临床研究结果，目前已入组 29 例晚期肝癌患者，在 27 例可评估的患者中，1 例经治疗达到经确认的 CR，5 例 PR（其中 4 例经确认），9 例患者 SD 超过 16 周。该研究还在进行之中。

（3）基因靶向治疗药物：基因靶向治疗的探索目前主要处于实验研究阶段并已取得显著进展。有研究表明，针对表皮生长因子受体（EGFR）的非病毒型基因导入系统可靶向性地与 EGFR 结合从而将目的基因转导入肿瘤细胞，在高转移人 HCC 裸鼠模型中显著抑制肝癌的生长，而肿瘤肝内播散及腹壁、腹腔淋巴结、肺转移均明显减少，表明 EGFR 介导的基因治疗有望在预防复发转移方面发挥作用。应用 2' MOE 修饰的反义 stat3 寡核苷酸能特异性抑制人 HCC 细胞 stat3 的表达，显著抑制高转移人肝癌细胞的生长、侵袭转移和血管生成，并明显延长荷瘤宿主的生存期。肿瘤基因-病毒治疗利用肿瘤增殖病毒在肿瘤细胞中的特异性增殖，高效表达抗肿瘤基因，其疗效明显优于单一的肿瘤增殖病毒治疗或传统的肿瘤基因治疗。利用甲胎蛋白（AFP）启动子结合隔离子等基因转录调控元件，构建特异性针对表达 AFP 原发性肝癌细胞的溶瘤腺病毒载体，在体外细胞及动物体内肿瘤模型中均可特异性靶向杀伤肝癌细胞。利用基因重组技术构建受端粒酶逆转录酶启动子控制腺病毒 E1A 基因表达并携带内皮抑素基因的基因-病毒系统，能在端粒酶阳性的肝癌细胞中特异性增殖并高效表达内皮抑素基因，对肝癌生长具有很强的抑制作用。

第六章　乳腺疾病

第一节　急性乳腺炎

急性乳腺炎俗称"乳痈"，多是由金黄色葡萄球菌感染所引起，乳腺的急性化脓性感染，几乎所有患者均是产后哺乳的产妇，初产妇尤为多见，发病多在产后3～4周。

其发病原因除产后全身免疫功能下降外，乳汁淤积和细菌入侵是两个重要因素。乳汁淤积有利于入侵细菌的生长繁殖。导致乳汁淤积的原因如下。

（1）乳头发育不良（过小或内陷），妨碍哺乳。

（2）乳汁过多或婴儿吸乳少，以致乳汁排空不畅。

（3）乳管阻塞，影响排乳。

乳头破损，致使细菌沿淋巴管入侵是感染的主要途径。婴儿口含乳头而睡或婴儿患有口腔炎而吸乳，也有利于细菌直接侵入乳管。

一、临床表现

初期患者主要感觉乳房肿胀疼痛；患处出现有压痛的硬块，表面皮肤红热；同时可伴有全身性症状，如畏寒、发热、乏力等。病变如果继续发展，则上述症状加重，疼痛可呈搏动性，并出现寒战、高热、脉搏加快。患侧腋窝淋巴结常肿大，并有压痛。白细胞计数明显增高。

乳腺急性炎症肿块常在数天内局限软化而形成脓肿。脓肿可位于浅表容易发现，也可位于深部需穿刺明确诊断。脓肿可为单房或多房；同一乳腺也可以同时有几个炎症病灶而先后形成几个脓肿。脓肿进一步发展，可向外溃破，或穿破乳管而自乳头流出脓液。向深部侵犯者则可穿至乳房与胸肌间的疏松组织中，形成乳房后脓肿。感染如不及时处理，严重时可并发败血症。

二、诊断要点

（1）哺乳期产妇（尤其是初产妇），出现乳房发胀，并有红、肿、热、痛感染征象。

（2）患乳检查有红肿、压痛、肿块，边界不清，如脓肿形成可有波动感，穿刺可抽出脓液。

（3）患者畏寒有发热、乏力等全身症状。白细胞计数升高，中性粒细胞增加。

三、治疗

（一）脓肿形成前的治疗

1.停止哺乳

用吸乳器吸出乳汁，保证乳汁通畅排出。

2.局部理疗

局部热敷，每次 30 min，每日 3 次。也可用红外线、超短波等治疗。水肿明显者可用 25%硫酸镁溶液湿热敷，也可用金黄散或犁头草、蒲公英、金银花等鲜中草药捣烂外敷。

3.青霉素局部注射

皮试阴性后，将含有 100 万 U 青霉素的等渗盐水 20 mL 注射在炎性肿块四周，有促使早期炎症消散，必要时每 4～6 h 可重复注射 1 次。

4.抗菌药物

根据病情不同给予红霉素、螺旋霉素口服或青霉素、头孢类抗生素肌内注射或静脉滴注。

（二）脓肿形成后的治疗

急性乳腺炎形成脓肿后应及时切开引流。脓肿切开应注意以下问题。

1.正确选择切口

为避免乳管损伤形成乳瘘，浅脓肿切口应按轮辐状方向切开；深部脓肿或乳房后间隙脓肿应取乳房下缘弧形切口，经乳房后间隙引流。乳晕下脓肿应做乳晕边缘的弧形切口。

2.及早发现深部脓肿

如果炎症明显而无波动感，应考虑深部脓肿的可能，及时进行穿刺，明确诊断。

3.正确处理多房脓肿

术中应仔细探查脓腔，分离隔膜。

4.引流通畅

引流位置要位于脓腔最低点。脓肿巨大时行对口引流。

四、注意事项

（1）避免乳汁淤积，防止乳头损伤，并保持其清洁是预防急性乳腺炎的关键。①妊娠期应经常用温水、肥皂水清洗双侧乳头，保持清洁。②乳头内陷，一般可经常挤捏、提拉矫正。③要养成定时哺乳习惯，不让婴儿含乳头而睡。每次哺乳应将乳汁吸空，如有淤积可用吸乳器或按摩将其排出，乳头如有破损，应及时治疗。

（2）急性乳腺炎后，应停止哺乳，但不一定要终止乳汁分泌，否则影响婴儿喂养，要根据炎症发展情况而定。如感染严重或脓肿引流后并发乳瘘，须终止乳汁分泌。

（3）终止乳汁分泌，可口服己烯雌酚 1～2 mg，每日 3 次，2～3 天；或肌内注射苯甲雌二醇，每次 2 mg，每日 1 次，至收乳为止。也可用炒麦芽 120 g 煎服，连服 3 天。

第二节　乳腺癌

乳腺癌是女性最常见的恶性肿瘤之一，在我国占全身各种恶性肿瘤的 7%～10%，仅次于子宫颈癌，但近年来有超过子宫颈癌的倾向，并呈逐年上升趋势，部分大城市报告乳腺癌占女性恶性肿瘤之首。

一、临床表现

乳腺内无痛性肿块是乳腺癌最常见的症状。肿块质硬，表面不光滑，边界不清，在乳房内不易被推动。随着肿块增大，可引起乳房局部隆起。若累及 Cooper 韧带，可使其缩短而致肿瘤表面皮肤凹陷，即所谓酒窝征。如皮下淋巴管被癌细胞堵塞，引起淋巴回流障碍，出现真皮水肿，皮肤呈橘皮样改变。乳腺癌至晚期，可侵及胸肌筋膜而不易推动。如癌细胞侵及大片皮肤，可出现多数小结节甚至彼此融合。有时皮肤可破溃而形成溃疡，常有恶臭，容易出血。乳腺癌淋巴转移最初多见于腋窝。肿大淋巴结质硬、无痛、可被推动；以后数目增多，并融合成团，甚至与皮肤或深部组织黏着。乳腺癌转移至骨、肺、肝时，可出现相应的症状。

二、病因与病理类型

（一）病因

乳腺癌的病因尚未完全明了，20 岁以前本病少见，45～60 岁较高，绝经后发病率继续上升。雌酮、雌二醇与乳腺癌的发生有直接关系，雌三醇、黄体酮（孕酮）起保护作用，催乳素则具有促进作用。初潮年龄早、初产年龄大于 30 岁者与乳癌的发生均有关。一级直系家族乳癌史与乳癌发生的关系为正常人群的 2～3 倍。放射电离辐射与乳癌的发生呈正相关。脂肪饮食增加乳癌的发病率。

（二）病理类型

乳腺癌有多种分类方法，目前国内多采用以下病理分型。

1.非浸润性癌

导管内癌（癌细胞未突破导管壁基底膜）、小叶原位癌（癌细胞未突破末梢导管或腺泡基底膜）、乳头湿疹样乳腺癌。

2.早期浸润性癌

浸润性导管癌（癌细胞突破导管壁基底膜，开始向间质浸润）、早期浸润性小叶癌（癌细胞突破末梢导管或腺泡基底膜，开始向间质浸润，但仍局限于小叶内）。

3.浸润性特殊癌

乳头状癌、髓样癌（伴大量淋巴细胞浸润）、小管癌（高分化腺癌）、黏液腺癌、大汗腺样癌、鳞状细胞癌等。

4.浸润性非特殊癌

浸润性小叶癌、浸润性导管癌、硬癌、髓样癌（无大量淋巴细胞浸润）、单纯癌、腺癌。

5.其他

炎性乳腺癌等。

三、转移途径

（一）局部扩散

癌细胞沿导管或筋膜间隙蔓延，继而侵及 Cooper 韧带和皮肤。

（二）淋巴转移

（1）乳腺大部分淋巴液经胸大肌外侧缘淋巴管流至腋窝淋巴结至锁骨下淋巴结，再经胸导管（左）或右淋巴管侵入静脉血流向远处转移。

（2）部分乳腺内侧的淋巴液通过肋间淋巴管流向胸骨旁淋巴结至锁骨上淋巴结。

（3）两侧乳腺间皮下有交通淋巴管。

（4）乳腺深部淋巴网可沿着腹直肌鞘和肝镰状韧带流向肝脏。

（三）血运转移

癌细胞可以经淋巴途径进入静脉，也可以直接进入血液循环而远处转移。最常见的转移依次为肺、骨和肝等。

四、诊断与鉴别诊断

（一）诊断

结合病史和体检，辅助检查如 B 超、钼靶片、远红外线等进行诊断，病理检查可确诊。

（二）鉴别诊断

1.乳腺纤维腺瘤

常见于青年妇女，肿瘤大多数为圆形或椭圆形，边界清楚，活动度大，发展缓慢，一般易于诊断。

2.乳腺囊性增生病

多见于中年妇女，特点是乳房胀痛，肿块可呈周期性，与月经周期有关。肿块或局部乳腺增厚与周围乳腺组织分界不清。

3.乳腺结核

乳腺结核是由结核杆菌所致乳腺组织的慢性炎症。好发于中、青年女性。局部表现为乳房内肿块，肿块质硬偏韧，部分区域可有囊性感。

（三）临床分期

乳腺癌定性诊断后，还需根据病情进行临床分期。

1.TNM 分类

T——原发肿瘤、N——区域淋巴结、M——远处转移。

T_0：原发瘤未查出；Tis 原位癌（导管内癌、小叶原位癌、无肿块的乳头 Paget 病）；T_1：癌瘤长径<2 cm；T_2：癌瘤长径>2 cm，<5 cm；T_3：癌瘤长径>5 cm；T_4：癌瘤大小不计，但侵及皮肤或胸壁，炎性乳癌亦属之。

N_0：同侧腋窝无肿大的淋巴结；N_1：同侧腋窝有肿大的淋巴结，尚可活动；N_2：同侧腋窝肿大的淋巴结彼此融合，或与周围组织粘连；N_3：有同侧胸骨旁淋巴结转移。

M_0：无远处转移；M_1：有锁骨上淋巴结或远处转移。

2.临床分期

0 期：$T_{1a}N_0M_0$。

Ⅰ期：$T_1N_0M_0$。

Ⅱ期：$T_{0\sim1}N_1M_0$，$T_2N_{0\sim1}M_0$，$T_3N_0M_0$。

Ⅲ期：$T_{0\sim2}N_2M_0$，$T_3N_{1\sim2}M_0$，T_4任何 NM_0，任何 TN_3M_0。

Ⅳ期：包括 M_1 任何 TN。

五、治疗

（一）手术治疗

手术治疗是乳腺癌治疗中的首选。乳腺癌的常用手术方法如下。

1.乳腺癌根治术

包括整个乳房、胸大肌、胸小肌、腋窝及锁骨下淋巴结的整块切除。

2.乳腺癌改良根治术

有 2 种术式，一种是保留胸大肌，切除胸小肌；另一种是保留胸大、小肌，淋巴结清扫范围与根治术相仿。

3.全乳房切除术

手术切除整个乳腺及胸大肌筋膜，适用于原位癌、微小癌及年迈体弱不宜做根治术者。

4.保留乳房的乳腺癌根治术

完整切除肿块及周围适量的正常乳腺组织并做腋淋巴结清扫，确保切除标本的边缘无肿瘤细胞浸润，术后辅以放化疗。

（二）化学药物治疗

已经证明浸润性乳腺癌术后，应用化学药物辅助化疗可以改善生存率。应早期应用，联合化疗的效果优于单药化疗。

（三）内分泌治疗

（1）他莫昔芬（三苯氧胺）、抗雌激素药物治疗，对 ER、PgR 阳性的绝经后妇女效果尤为明显。

（2）手术卵巢切除术。

（四）放射治疗

放射治疗是乳腺癌局部治疗的手段之一。对 Ⅱ 期可能降低局部复发率。

（五）其他

生物治疗和中药治疗等。

第三节　乳腺囊肿

乳腺囊肿是女性乳房的常见疾病，常多发也可以单发。它们被认为是由于小叶内组织不断地分泌液体或导管阻塞造成，也被认为是乳腺内液体的分泌和回吸收的失衡造成。本病多发生在 30～50 岁的女性和绝经后女性使用雌激素替代疗法者。

乳腺囊肿的发生原因不清楚，但一个女性在患有一个乳腺囊肿之后，将来发生另外数个囊肿的可能性增大，而且乳腺囊肿常常对内分泌水平的变化有反应，如绝经期或绝经后使用激素替代疗法者出现该病的很多见，所以，一般认为它的发生和女性体内的激素作用有关。另外有调查报道称，咖啡因与乳腺囊肿的发生有关，在饮用较多咖啡因的女性中，其乳腺囊肿的发生率升高。

一、临床诊断

（一）临床表现

（1）乳房肿块，可单个孤立发生，也可多个发生，多发与单发的比例为 3：1，可以缓慢长大，也可以在一定时间内生长迅速。

（2）质地不硬、大小不均、球形或椭圆形、表面光滑、边界清楚、活动度大，大的囊肿有的可以有囊样感。

（3）肿块可以自觉疼痛，也可以经前有触痛或自觉痛或经前变硬，经后变软。

（4）不伴腋下淋巴结肿大，无乳头内陷，肿块不会和皮肤或胸壁粘连，无橘皮样变。

（5）绝经期后的乳腺囊肿，在不使用激素替代疗法的情况下，往往会逐渐萎缩甚至消失。

（二）相关检查

1.乳腺 X 线摄影检查

囊肿表现主要为圆形的、椭圆形的密度和乳腺组织相近的或增高的块影，其内密度均匀，边缘光滑，和周围组织分界清楚，囊壁偶尔可见呈蛋壳样的斑片样钙化。但在图像中，囊肿与实性的、形态规则的良性肿块如纤维腺瘤，常常看起来很相似，难于鉴别。这时，增加乳腺的 B 超检查非常重要。

2.B 超

乳腺囊肿一般呈明显的边界清楚的液性回声，囊肿后方回声增强，两侧伴有声影，探头在囊肿局部加压时，囊肿的形态可以发生改变。依据囊肿在 B 超上的表现，将它们分成单纯囊肿和复合囊肿两类。

（1）单纯囊肿：形态规则，呈圆形或椭圆形，超声波信号很容易通过，它们在图像上看起来很黑，有清楚的边界。单纯囊肿内所含的液体大多是淡黄色透明的浆液性的液体，这种囊肿和乳腺癌无关。

（2）复合囊肿：形态欠规则，超声波信号不是很容易通过，它们可能包含稠密的液体，或者有死亡的细胞漂浮其中，肿块在图像中将表现出灰黑色，边缘可能有绒毛样改变。一些实体的肿块也可能有同样的表现，所以当 B 超不能确定时，需要穿刺帮助判断。一般这些囊肿抽出的囊肿液呈黄色、棕色、绿色、琥珀色，其中可能有一些碎屑物质存在。如果有血性的囊肿液一定要送病理涂片和实验室检查，因为这个囊肿有可能会和恶性肿瘤有关。

3.穿刺活检

对考虑为乳腺囊肿的病例，穿刺是最常用的方法，如果在穿刺过程中，能带出少许细胞，可以进行细胞学活检。一般来讲囊肿很少与乳腺癌有关。

二、鉴别诊断

（一）乳腺癌

乳腺癌的肿块不规则，质地更坚硬，活动度差，常有腋下淋巴结的肿大、乳头内陷、酒窝征、橘皮样改变，在乳腺 X 线摄影检查中有沙粒样钙化、星形影等改变，在 B 超检查中和囊肿的表现也不相同。

（二）乳腺脂肪瘤

乳房脂肪瘤发生在脂肪丰富的大乳房内，部分发生在绝经后，生长缓慢或停止，无囊性感，B 超为实质性的低回声区，乳腺 X 线摄影检查为黑色透明的边缘清楚的圆形和椭圆形肿块影。

三、治疗

有些乳腺囊肿，特别是单纯囊肿，在患者没有疼痛症状和不适时，可以不予治疗，佢需进行每年一次的复查追踪。有疼痛不适症状的单纯囊肿患者，或者一些复合囊肿的患者，可以细针穿刺抽出囊液。有些病例会在治疗后复发，可以再次使用穿刺抽吸法治疗。

反复发生的乳腺囊肿，特别是复合囊肿，在多次穿刺抽液后仍然复发，可以考虑手术切除囊肿，或者一些在穿刺细胞学活检中发现有囊肿内上皮非典型性增生者，或囊内液为血性者（不是外伤性血肿，也不是穿刺针所造成的出血），应考虑手术切除肿块。

中医单独治疗乳腺囊肿有一定效果，如果能和穿刺抽液结合起来，先穿刺释放囊内液，再加服 2 周到 1 个月的中药和针灸治疗效果会更理想。

（一）肝郁脾虚型

主证：乳腺肿块，球型，光滑活动，可有疼痛，胸胁满闷，食少纳呆，舌体稍胖，苔白微腻，脉弦，脾脉弱。

治法：疏肝行气，健脾渗湿。

方药：逍遥散合参苓白术散加减。

茯苓 15g，党参 6g，青皮 15g，苍术 10g，薏苡仁 20g，厚朴 12g，当归 6g，枳壳 12g，白术 15g，炒扁豆 20g，木瓜 12g，浙贝 12g，甘草 6g，丝瓜络 15g，炒麦芽 60g。

针刺：平补平泻，选用肝俞、阴陵泉、足三里、膻中、脾俞、肾俞等穴。每周 4

次，每次留针 30min，其中 10min 行针一次。

耳针或耳压：选用胸、肝、肾、内分泌、卵巢、肾上腺皮质等穴。两耳交替进行，每周 4 次。

（二）冲任失调型

主证：肿块随月经周期而变化，经前肿胀变硬，经后变软，月经期、量、色、质有不正常，腰膝酸软，舌淡红或红，苔薄白或少，脉细。

治法：调理冲任。

方药：首乌地黄汤加减。

何首乌 10g，熟地 12g，山药 15g，枸杞 15g，生山楂 12g，山茱萸 12g，白芍 12g，茯苓 15g，枳壳 12g，炒麦芽 60g，浙贝 12g，莪术 9g，川芎 9g。

针刺：补法为主，选用四满、三阴交、肝俞、肾俞、足三里、太冲、肩井、阴陵泉等穴。每次 3~4 组穴，留针 30 分钟，每周 4 次。

耳针及耳压：选用肝、肾、内分泌、卵巢、内生殖器、皮质下、胸等穴。两耳交替进行，每周 4 次。

（三）手术治疗

虽然穿刺抽液，囊肿可以闭合，绝经后，偶有患者囊肿可以消失，但绝大多数需要手术治疗，如：

（1）细胞学检查囊内上皮增生、乳头状瘤，应手术切除，以排除恶性变。

（2）囊内为血性液体。

（3）经多次穿刺，囊肿仍不萎缩者。

手术切除原则是局麻下，选择放射状切口，做囊肿连同周围部分乳腺组织一并切除。切下的组织标本，送病理检查。

第七章　周围血管疾病

第一节　下肢静脉曲张

下肢静脉曲张是指浅静脉局限性、节段性囊状圆柱状扩张，以双侧大隐静脉最常见。主要原因是静脉瓣膜功能不全、静脉壁薄弱及静脉压力升高。此病常与职业因素有关，经常站立或腹压增高的人，可破坏深静脉瓣膜或直接损害大隐静脉瓣膜，使浅表静脉曲张。

一、临床表现

发病初期，患者多有酸胀不适和疼痛的感觉，同时有肢体沉重感，易疲劳，有时可伴小腿肌肉痉挛现象，多在久站或午后感觉加重，而在平卧或患肢抬高时明显减轻。病变后期，则以静脉曲张引起的并发症为主。受损的静脉隆起、扩张、迂曲，尤以小腿大隐静脉走行区为重。病程较长者，于小腿、特别是在踝部皮肤常出现营养性改变，包括皮肤萎缩、脱屑、色素沉着、皮肤和皮下组织硬结、湿疹和溃疡形成。

二、诊断和鉴别诊断

下肢静脉曲张具有明显的形态特征，诊断并不困难。重要的是必须做以下检查，进一步了解下肢深静脉功能及深浅静脉交通静脉瓣膜功能，以利采取正确的治疗方法。

（一）下肢静脉瓣膜功能试验

患者平卧，抬高患肢，使曲张静脉中血液回流和排空，在大腿上 1/3 处扎一止血带（仅阻断静脉血流）嘱患者站立，观察静脉充盈情况。若放开止血带后，排空静脉又立即充盈，则表现大隐静脉进入股静脉处瓣膜闭锁不全。若不放开止血带，排空静脉在 30s 内充盈，则表现交通支瓣膜闭锁不全，血液由深组静脉逆流至浅组静脉。再用分段试验，即用止血带扎在下肢不同的平面，重复上述的试验，更可确定瓣膜闭锁不全的深浅静脉交通支的部位。

（二）深静脉通畅试验

患者站立，在大腿根部扎一止血带，此时大隐静脉曲张明显，嘱患者用力踢腿或连续做下蹲运动十余次，若静脉曲张明显减轻，说明深静脉通畅；相反，静脉曲张更加明显，说明深静脉不通畅。

（三）其他检查

如疑有原发性深静脉瓣膜关闭不全或深静脉血栓形成后遗症等疾病，则需加做血管多普勒超声检查或静脉造影。

因深静脉功能异常也可表现为表浅静脉曲张，所以下肢浅静脉曲张需与以下几种疾病鉴别：①原发性下肢深静脉瓣膜功能不全：常并发下肢浅静脉曲张，临床症状重，患者久站时出现明显肿胀和疼痛，最可靠的诊断方法是下肢静脉造影。②下肢深静脉血栓形成后遗症：多有深静脉血栓形成病史（发病急骤，肢体肿胀、疼痛，腓肠肌握痛或体温升高，股三角压痛等），后遗症状也较明显，患肢沉重、胀痛及皮肤营养改变较原发性下肢静脉曲张为重；在血管闭塞期，Perthes 试验阳性。③下肢动静脉瘘：浅表静脉曲张十分明显，皮温升高，沿血管走行有震颤及杂音。

三、治疗

下肢静脉曲张的治疗可分为手术疗法、硬化剂注射和加压疗法及姑息疗法三类。

（一）手术疗法

手术疗法是治疗下肢静脉曲张的根本方法。适用于下肢浅静脉瓣膜和交通支瓣膜关闭不全，而深静脉通畅者。主要方法是大隐静脉高位结扎加分段剥脱术，如合并小隐静脉曲张，也应行结扎并剥脱。

（二）硬化剂注射和加压疗法

硬化剂注射和加压疗法即曲张静脉内注入硬化剂后，用弹力绷带加压包扎的方法。适用于：①手术后残余的静脉曲张及术后复发。②孤立的、小的静脉曲张。③小腿交通静脉瓣膜关闭不全，伴有皮肤并发症者。

（三）姑息疗法

姑息疗法主要包括患肢用弹力绷带包扎或穿弹力袜，适当卧床休息，抬高患肢，避免站立过久等。适用于：①早期轻度静脉曲张的患者。②妊娠妇女。③有手术禁忌证的患者。

第二节 下肢深静脉血栓形成

下肢深静脉血栓指深静脉管腔内血液不正常凝结而形成栓子，阻塞静脉管腔，导致静脉回流障碍。若不及时处理，可造成慢性深静脉功能不全，出现下肢水肿，继发静脉曲张、皮炎、溃疡、色素沉着，甚至致残而影响工作和生活。

一、病因病理

深静脉血栓形成的主要病因：静脉血流缓慢、静脉损伤、血液高凝状态。

（一）静脉血流缓慢

静脉血流缓慢，瓣膜内形成涡流，从而激活凝血系统而促使血栓形成。多见于手术后、下肢骨折、长期卧床的患者。

（二）静脉损伤

静脉局部挫伤、撕裂及感染性损伤使静脉内膜下层和胶原裸露，静脉内皮及其功能损害，从而启动内源性凝血系统而形成血栓。

（三）血液高凝状态

血液成分中血小板数增高，凝血因子含量增高，抗凝血因子活性降低，引起血液异常凝固而形成血栓。多见于妊娠、产后、术后、损伤、长期服用避孕药、肿瘤组织裂解等。

二、临床表现

主要为远端静脉血液回流障碍所引起的各种表现。根据血栓形成的解剖位置分为如下三种。

(一)中央型

髂-股静脉血栓形成。起病急，髂窝、股三角区疼痛和压痛，皮温升高、浅静脉扩张、患侧下肢明显肿胀，以左侧多见。

(二)周围型

股静脉和小腿深静脉内血栓形成。局限于股静脉的血栓形成表现为：大腿明显肿胀，小腿肿胀不严重；小腿部深静脉血栓者，突然出现小腿剧痛，患足难以着地，行走时加重，小腿肿胀明显，有深压痛，足部背屈时可引起小腿深部肌疼痛。

(三)混合型

全下肢深静脉血栓形成。发病急、疼痛剧烈、体温升高、下肢广泛肿胀压痛、发亮、青紫、起水泡。肢体肿胀致动脉受压痉挛、供血不足，足背动脉和胫后动脉搏动减弱或消失。如不及时处理，可发生动脉性坏疽。

三、诊断与鉴别诊断

根据典型临床表现：一侧肢体突发肿胀、疼痛，浅静脉扩张、皮肤青紫等可以作出诊断。诊断有困难者，可做下列辅助检查。

(一)血管多普勒超声

采用超声多普勒检测仪，用压力袖阻断肢体静脉，放开后观察并记录静脉流出率，可以判断下肢主干静脉阻塞情况。

(二)放射性核素检查

静脉注射 ^{125}I 纤维蛋白原，能检测早期血栓形成情况，可用于高危患者的筛选检查。

(三)静脉造影

血栓形成急性期，可见闭塞和中断征象；充盈缺损是静脉血栓的直接征象，为急性深静脉血栓形成的诊断依据；中、后期，可见静脉管腔不规则狭窄，部分扩张扭曲；在阻塞静脉周围可见不规则排列的侧支静脉显影。

四、治疗

（一）非手术治疗

非手术治疗包括一般处理、溶栓、抗凝和祛聚疗法。患者卧床休息，抬高患肢。起床活动时，需穿弹力袜；给予尿激酶 8 万 U，静脉滴注，每日 2 次，共 7~10 天，以达到溶栓目的，用药期间应监测凝血功能；抗凝疗法，可选用肝素和香豆素衍生物作为溶栓的辅助用药，先用前者，接着使用后者，同样应在严密监护下使用；祛聚疗法，主要用右旋糖酐、双嘧达莫、丹参及阿司匹林等，能防止血小板凝聚，常作为辅助疗法。

（二）手术治疗

一般适用于 48 h 内髂—股静脉血栓形成者。主要采用 Fogarty 导管取栓术。术后抗凝、祛聚治疗 2 个月。

第三节　原发性下肢深静脉瓣膜功能不全

原发性下肢深静脉瓣膜功能不全指无确定病因的由于深静脉瓣膜延长、松弛和脱垂或深静脉扩张致深静脉瓣膜关闭不全所引起的反流性血流动力学病理改变。可导致静脉高压、血液淤滞，从而引发一系列静脉功能不全表现，是慢性静脉功能不全的重要病因。自从 Kistner1968 年发现并在 1980 年正式提出"原发性下肢深静脉瓣膜功能不全"的概念以来，人们对于原发性深静脉瓣膜反流引起深静脉功能不全有了更深的认识，尤其是更多的临床研究证实了深静脉瓣膜功能不全在 CVI 发病中的重要作用，根据国内外大多数文献报道，60%~70%的 CVI 患肢有深静脉瓣膜功能不全。Raju 报道一组 147 例下肢静脉功能不全的患者，经各种检查证明深静脉反流性功能不全占 69%，深浅静脉均有反流性病变占 31%。上海蒋米尔等对 4771 例共 4877 条患浅静脉曲张的肢体进行静脉造影检查，发现原发性深静脉瓣膜反流者占 55.6%，单纯性大隐静脉曲张者（隐股静脉瓣膜反流）占 16.6%，而深静脉血栓形成后瓣膜反流者占 23.5%。

然而，许多重度深静脉瓣膜功能不全的病例多存在于多系统静脉瓣膜反流和功能不全，常常是浅、深静脉和交通静脉系统瓣膜功能不全同时存在。Morano 等曾对 485条静脉曲张患肢进行了逆行静脉造影检查，发现浅、深静脉瓣膜同时存在反流者占 51%，仅在股浅静脉瓣膜存在反流者占 19%；仅在股深静脉瓣膜存在反流者占 12%，在隐静脉存在瓣膜反流者仅占 2%；而隐静脉与股浅、股深静脉均存在瓣膜反流者占 16%。Perrin 的报道则认为重度 CVI 患者中，仅累及深静脉系统者 <10%，而 46% 的患者合并浅静脉反流和（或）交通静脉功能不全。因此，往往深静脉瓣膜功能不全的表现是与其他静脉系统功能不全的表现同时或交叉、混合存在，在诊断和鉴别诊断中应注意分辨。

一、发病原因和病理特征

原发性慢性深静脉瓣膜功能不全的发病原因至今尚未阐明，下肢慢性深静脉功能不全的一个重要病理特征就是静脉瓣膜反流。不论先天性、原发性还是血栓形成后遗症都可导致静脉瓣膜反流。正常的静脉瓣膜呈双瓣叶形，瓣叶为袋形，由内膜褶皱而成，袋形的两侧和底部均附于内膜上，称附着缘。袋形上侧游离，呈半挺直状，称游离缘，仅由内皮细胞组成。附着缘和游离缘相交处称交合点，为瓣叶的最高点。瓣叶与管壁之间的潜在间隙称瓣窝。两个瓣叶交合点之间相距约 1 cm，称瓣叶交汇处。在正常生理状态下，血液向心回流时，两瓣叶贴附于管壁的内膜，使管腔处于通畅状态，当近侧压力逆向作用增强时，血液反流使瓣窝充满血液，两个瓣叶的游离缘向管腔正中互相合拢，形成水式关闭状态，阻止血液反流。当各种原因导致瓣膜功能不全时，瓣膜失去阻止血液反流的作用，使部分回心血液又反流到瓣膜以下，造成下肢静脉容量扩大，血液淤积而引起一系列的静脉系统病理改变。

目前对深静脉瓣膜功能不全可能的发病机制主要有以下三种情况。

（一）瓣膜学说

静脉瓣膜具有向心单向开放功能，有引导血液向心回流并阻止逆向血流的作用。如瓣膜结构薄弱，在下肢深静脉逆向压力的持续增强及血流重力的作用下，瓣膜游离缘松弛延长，不能正常关闭，造成血流经瓣叶间隙向远端反流。有的病例属于先天性瓣膜发育不良，仅有单叶或瓣叶不在同一平面，甚至瓣膜阙如，从而丧失瓣膜的正常关闭功能。

（二）管壁学说

由于持久的超负荷向心血量或管壁病变引起深静脉扩张，管腔直径扩大，以致瓣膜在血液反流时不能紧密对合关闭，导致静脉反流性病变，又称为"相对性深静脉瓣膜功能不全"。

（三）小腿肌泵功能不全

各种因素导致小腿肌泵功能不全，肌泵驱血能力减弱，肌泵收缩时，静脉血液回流量减少，血液淤滞，可致静脉高压和瓣膜功能不全。

浅静脉瓣膜的反流也可引起深静脉瓣膜功能不全，由于隐股静脉瓣膜功能不全使大隐静脉的血液反流，再通过穿通静脉进入深静脉而增加深静脉系统的负荷，最终引起深静脉扩张、延长，并致瓣膜功能受损。深浅静脉功能不全之间的这种相互作用和互为因果的关系，使两种疾病常合并存在。

二、临床表现

由于深静脉瓣膜功能不全常与原发性浅静脉曲张合并存在，且会影响浅静脉功能，因此其临床表现与原发性浅静脉曲张相似，甚至许多表现是一样的，但表现程度要重于单纯性浅静脉曲张。患者常有小腿酸胀沉重感，特别在站立时明显，初期行走时由于肌泵收缩促进血液回流，可使症状有所缓解。但随着行走时间延长，酸胀沉重感加重。平卧或抬高患肢休息后，症状可明显缓解。患者常感小腿部胀痛、易疲劳乏力，可发生与浅静脉曲张一样的临床体征。每条患肢均可用 CEAP 分类法进行临床分级和诊断，患肢常伴浅静脉曲张、足踝部水肿，严重病例可发生皮肤改变，如色素沉着、脱屑、湿疹样皮炎、硬结、皮肤脂质性硬化、溃疡形成。

三、诊断

浅静脉曲张患者伴有下肢酸胀沉重感、胀痛和足踝部水肿。常较单纯性浅静脉曲张明显时，应该考虑同时伴有下肢深静脉瓣膜功能不全。仅以临床表现难以鉴别有无深静脉瓣膜功能不全，因此必须辅助一些检查进行深静脉瓣膜功能的测定才能明确诊断。

（一）彩色多普勒超声检查

具有创伤、无痛、方便快捷、可重复性强、诊断效率高等优点。成为首选辅助检查，能准确检测血液反流情况，从而判断深静脉瓣膜功能，可采用 Kistner 静脉造影的分度标准对深静脉瓣膜功能进行分度。于患者平卧时做 Valsalva 运动，必要时站立位进行检测。

（二）动态静脉压测定（AVP）

间接了解深静脉瓣膜功能，如腘静脉瓣膜正常（静脉瓣膜功能 0～Ⅱ度），AVP 为 32～68 mmHg（平均为 48 mmHg）。踝部加止血带以消除浅静脉回流影响，AVP 一定 <45 mmHg。如腘静脉瓣膜功能不全（静脉瓣膜功能不全Ⅲ～Ⅳ度），AVP 为 50～95 mmHg（平均为 70 mmHg），踝部上止血带也无多少作用。

（三）体积描记仪检测

空气体积描记仪和光电体积描记仪可为判断深静脉瓣膜功能提供量化数据。VFI（静脉灌注指数）反映小腿静脉容量扩增程度，静脉瓣膜功能不全时可明显提高；RVF（剩余容量分数）反映小腿充分收缩射出回血后仍余下之量，可反映瓣膜阻挡反流血液的功能，静脉瓣膜功能不全时可升高；EF（射血分数）一般反映肌泵收缩功能。这些指标有助于判断深静脉瓣膜功能。

（四）下肢静脉造影

有顺行性造影和逆行性造影两种方法。

1.顺行性造影

在上止血带阻断浅静脉后，经足背浅静脉注入造影剂，可见深静脉全程通畅，管腔扩张，瓣膜影模糊或消失，失去正常竹节形态。做 Valsalva 屏气动作，可见造影剂向瓣膜远侧反流。

2.逆行性造影

于患侧腹股沟股静脉注入造影剂或于对侧股静脉入管经下腔静脉进入患侧股静脉进行造影。诊断深静脉瓣膜功能不全主要应采用逆行性造影，以血液反流情况判断静脉瓣膜功能，根据血液向瓣膜远侧的反流速度和范围，对静脉瓣膜功能分度。

四、鉴别诊断

（一）深静脉血栓形成后综合征（继发性深静脉瓣膜功能不全）

原发性深静脉瓣膜功能不全应与深静脉血栓后综合征（继发性深静脉瓣膜功能不全）相鉴别，二者均可出现深静脉瓣膜功能不全、浅静脉曲张、湿疹样皮炎、色素沉着、溃疡形成。

（二）单纯性大隐静脉曲张

一般根据彩超和静脉造影可鉴别。

（三）淋巴水肿

淋巴水肿无含铁血黄素色素沉着、皮肤常增厚。小腿、踝部、足背部肿胀最重，休息后水肿消退不明显。深静脉瓣膜功能不全者肿胀主要局限于足踝部，休息后可明显消退。可行放射性核素淋巴造影明确是否有淋巴管阻塞。彩超和静脉造影可明确深静脉瓣膜功能。

五、治疗

（一）手术治疗

外科手术是治疗深静脉瓣膜功能不全的主要方法。

1.深静脉瓣膜功能不全的手术指征

由于深、浅静脉功能不全的病理变化常互为因果，因此对二者间的因果关系有不同的看法。从血流动力学分析，深静脉瓣膜功能不全导致深静脉压升高，静脉管腔增大，可致反流入浅静脉的血容量增大，浅静脉压增高，浅静脉瓣膜功能不全，导致浅静脉曲张。另外，浅静脉曲张发生后，沿着大隐静脉的血液反流可通过交通静脉重新进入深静脉系统而增加深静脉的负荷，最终引起深静脉扩张和延长，瓣膜功能损害。因此，有人提出浅静脉手术不仅可以有效治疗浅静脉功能不全所致的 CVI，而且可以减少或消除浅静脉系统向深静脉的回流量，从而降低深静脉容量和压力，改善深静脉功能。建议对于那些合并浅、深静脉功能不全的病例仅施以浅静脉手术就可达到改善临床症状和促进溃疡愈合的疗效。

由于大多数原发性下肢深静脉瓣膜功能不全肢体常同时伴有浅静脉曲张或穿通静脉功能不全，在纠治了浅静脉曲张或穿通静脉功能不全后，深静脉瓣膜功能可得到改善。因此，对于原发性深静脉瓣膜功能不全患者可先行浅静脉手术（大隐静脉高位结扎抽剥）和（或）穿通静脉结扎术，如疗效好，可不需进行深静脉瓣膜修复手术。

深静脉瓣膜重建术的手术指征：①保守治疗失败者，年龄轻者。②浅静脉手术和（或）穿通静脉结扎术后疗效不佳者。③深静脉瓣膜反流≥Ⅲ度（Kistner 分度）。④静脉再充盈时间＜12s，站立位时静止静脉压与标准运动后静脉压相差＞40%。⑤继发性深静脉瓣膜功能不全在保守治疗失败后，经穿通静脉结扎术（可联合浅静脉手术）治疗后疗效不佳者。

2.深静脉瓣膜功能不全的手术方法

针对两个发病学说主要开展了以下两类手术。

（1）瓣膜直接修复方法（针对瓣膜学说）

1）静脉内瓣膜修复成形术：适用于原发性深静脉瓣膜功能不全。这类患者的深静脉瓣叶结构基本保持正常，但瓣叶游离缘松弛、伸长和下垂，并褶皱外翻，呈荷叶状，导致瓣叶接合不紧，不能阻止血液反流。此术式正是针对这一病变特点，缩缝松弛下垂的瓣叶，使褶皱外翻的瓣叶拉直对合，阻止血液反流。

2）静脉外瓣膜修复成形术：适用于原发性和继发性深静脉瓣膜功能不全。技术原理与静脉内瓣膜修复成形一样，主要是针对静脉内手术修复的缺点而设计的。它可以避免阻断静脉和切开静脉，术中、术后无须用抗凝药物，伤口并发症极少，且可一次手术修复多对瓣膜，同时有缩窄管径作用，手术操作简单，时间短。缺点是由于在非直视下进行手术，在修复瓣膜时准确性较差，疗效不如静脉内瓣膜修复成形术肯定。主要的技术方法为：静脉外瓣叶交汇部开始间断或连续缩缝，也可在血管镜直视下静脉外瓣叶缩缝。

术前IV度反流的瓣膜术后81%的功能恢复到II度以下，40.5%恢复到正常功能。采用流速剖面图彩超技术测定静脉反流量显示：术前瓣膜III度反流的肢体静脉反流量均值为 71.06±12.04（mL/s），术后减少到 23.36±3.93（mL/s）；术前瓣膜IV度反流的肢体静脉反流量均值为 101.66±21.18（mL/s），术后减少到 44.46±9.26（mL/s）。APG 检测结果显示：VFI（静脉灌注指数）均值术前 11.21±1.32，改善到术后 2.64±1.41，RVF（残余容量分数）术前 59.71±2.20，术后改善到 41.82±1.91。这些肢体的静脉功能不全评分均值由术前的 17.38±2.07 改善到术后的 7.25±1.12。说明该项技术对于瓣膜功能重建，改善静脉功能具有良好的疗效。

（2）瓣膜替代方法

1）腘静脉肌襻替代术：由 Psathakis 于 1968 年首创，主要利用股薄肌和半腱肌构成"U"形肌襻，肌襻的舒缩活动产生间歇性外压迫，在腘静脉处发挥瓣膜样功能。国内张柏根等相继开展了此方面的研究与临床应用。1994 年刘咸罗等针对 Psathakis 法对肌腱创伤较大，影响膝关节功能的缺点进行改良，采取自体阔筋膜做生物襻，取得良好的疗效。但这类肌襻在站立位时并不能阻止静脉血液反流，只有在行走时才能产生瓣膜样功能，身体特别矮胖者不一定能够形成具有足够长度的肌襻。此外并未曾见到每次肌襻活动时能增加多少血流量的报道。

2）带瓣膜的静脉段移植：主要适用于瓣膜毁损严重而无法修复者。利用带瓣膜的肱静脉或腋静脉段移植于股浅静脉或腘静脉处进行瓣膜重建。自 1982 年 Taheri 首次报道 1 例自体带瓣膜静脉段移植于股浅静脉以治疗血栓形成后瓣膜反流的病例以来，至今已有多组的瓣膜移植疗效报道。超过50%的病例移植瓣膜可发挥功能数年，但6～8年随访结果显示仅有30%～50%的病例移植瓣膜仍有功能。

此术式的缺点主要是肱静脉或腋静脉段的管腔与股浅静脉或腘静脉管径相差较大，难以匹配，且这些静脉内瓣膜抗逆向压力比股浅静脉第一对瓣膜明显降低，术后出现血栓形成的危险较大，术中、术后需使用较大量的抗凝药物。

3）带瓣膜静脉段移位术：此术式适应证与静脉瓣膜移植术相同。1979年，Kistner和Sparkuhl描述了静脉瓣膜移位术，方法是将瓣膜功能良好的大隐静脉（端—端吻合）或股深静脉（端—侧吻合）段移位于瓣膜关闭不全的股浅静脉上，以纠正股浅静脉反流，改善静脉瓣膜功能。术后患者需给予抗凝药物治疗及穿弹力袜治疗。

Raju报道此法术后瓣膜会逐渐变性，可能是由于移位瓣膜本身有潜在扩张变性的倾向。Kroener等提出在静脉移位术后应在远端行人工动—静脉瘘，有助于维持移位瓣膜的功能。有40%～50%的患者在5年随访期后仍保持好的疗效。

4）各种新的瓣膜替代或置换的手术方法，例如：①人工瓣膜移植，新鲜的和冷冻保存的同种异体静脉瓣膜（或肺心瓣膜）移植。②带支架的静脉瓣膜段移植。利用血管镜技术将带有瓣膜的静脉段表衬于一个扩张的支架上，送到静脉瓣膜移植区，支架扩张后将此段静脉固定于静脉内，使其瓣膜发挥功能。进一步发展到将一层自体组织覆盖于支架上，以防止支架可能引发的血栓形成。③利用纳米技术制造的人工生物瓣膜移植。

5）瓣膜间接修复方法（针对管壁学说）：静脉瓣膜外的外包裹和缩窄术主要以静脉壁外的各种静脉瓣膜段，包括静脉瓣膜包裹环缩、戴戒、环缝以及经皮置放瓣膜外缩窄装置为代表，旨在缩小静脉管壁周径。

最初这些技术仅限于隐股静脉瓣膜处应用。1972年Hallberg首先报道用Dacron片包裹静脉瓣膜以缩窄扩张的静脉窦达到治疗目的。Jessup则改用涤纶加固的硅酮套进行静脉管腔缩窄手术。国内张柏根等在瓣环下2mm处自静脉后壁中点开始沿静脉壁两侧，分别缝至前壁将该瓣环缝线打结，使第1对瓣膜远心侧的静脉保持痉挛状态，口径缩窄约 1/3。陈翠菊等利用自体大隐静脉片在瓣膜远端环绕一周，缝合后形成"戴戒"，并于静脉外壁缝合 2～3 针固定；或取大隐静脉片环绕整个股浅静脉第 1 对瓣膜一周并缝合，亦缩窄约 1/3 管径。这些技术都取得了一定的临床效果，但均缺少长期疗效的报道。近期疗效报道有引起血栓形成（缩窄过度）和复发（缩窄不够）的病例。

3.开展深静脉瓣膜修复手术应注意的问题

（1）深静脉瓣膜重建手术的必要性问题：近年来，对于深静脉瓣膜功能重建手术的指征掌握存在争议和不一致，而掌握手术技巧具有一定的难度，以致这些手术目前在国内外均仅在为数不多的一些血管外科中心开展。争议的焦点在于"深静脉瓣膜功能重建手术有无必要"。由于深、浅静脉功能不全的病理变化常互为因果，因此对二者间的因果关系有不同的看法。

在治疗深静脉瓣膜功能不全时，应考虑这一点。不是所有的深静脉功能不全患肢都必须选择深静脉瓣膜重建术，否则可能会使一些能够经过简单的浅静脉手术即可改善深静脉功能的病例不必要地接受了更复杂和创伤较大的深静脉瓣膜重建术。许多专家都赞同这样一种选择：对合并浅深静脉瓣膜功能差的病例可先行浅静脉手术，特别是临床分级轻度至中度者（CEAPC$_3$ 以下），如术后疗效不佳时，再考虑行深静脉瓣膜修复重建术。

然而对于严重 CVI 的病例，浅静脉手术联合深静脉瓣膜重建手术有利于临床症状改善和溃疡愈合。Makarova 等的一项前瞻性随机对照研究结果表明，对于临床进展型的病例，浅静脉手术不能纠正股静脉反流，也不能防止其进一步发展，在浅静脉手术同时修复一对股静脉瓣膜可大大改善远期疗效，可改变原发性 CVI 的进程。USM 等2007 年的临床研究也证实了静脉外瓣膜修复成形术+静脉外包裹术是治疗深静脉反流的有效技术，可有效降低溃疡复发率，提高瓣膜保持功能率。对于合并浅深静脉瓣膜功能不全和（或）交通静脉功能不全的病例，特别是临床分级重度（CEAPC 以上）的病例，可对其行深静脉瓣膜修复成形术，可在浅静脉手术和（或）交通静脉结扎术后二期进行，也可同期进行。

（2）手术方法选择的问题：根据目前有 5 年以上随访资料证实，瓣膜修复成形术（包括静脉内和静脉外瓣膜修复成形术）可使 70%的病例取得良好疗效，主要体现在溃疡无复发、症状减轻、静脉瓣膜功能恢复以及血流动力学指标改善。而在此二者间如何选择？就目前的趋势来看，静脉外瓣膜修复成形术更多地为人们所采用。这是因为二者术后的长期随访结果并无显著性差异。而静脉腔内瓣膜修复成形术需切开静脉，阻断术区静脉，易损伤静脉内膜，术后易在腔内残留异物和引起静脉血栓形成，为防止血栓形成，术中术后应用大量抗凝药物可能导致术后出现血肿、出血等并发症；手术时间长，操作技巧难度大，且不适用于年老体弱者。相比之下，静脉外瓣膜修复成形术操作简便，损伤小，术中术后不需抗凝，术后伤口并发症极少；可与其他静脉手术同期进行；有瓣膜修复成形和静脉管腔缩窄双重作用。此外，针对静脉瓣膜相对功能不全（静脉管壁扩张）的静脉瓣膜包裹缩窄等手术，也可使 50%～70%病例取得良好疗效。静脉瓣膜移植术和瓣膜移位术的疗效则较差，这些手术方法多用于瓣膜完全阙如或严重损毁的病例，特别是血栓形成后综合征的病例。

（3）认真掌握静脉瓣膜重建术的技巧：许多股静脉瓣膜修复术后的疗效不佳，往往是由于手术技巧问题所致。不论是静脉内或静脉外的瓣膜修复成形，还是静脉段的移植和移位，都需要精细的血管外科技巧。就是较简单的静脉壁外包裹环缩手术也有游离静脉段、包裹环缩静脉瓣等技巧问题。瓣膜修复重建术后最常发生的并发症是术后发生静脉血栓形成和手术无效。前者往往是由于术中损伤了静脉或血管吻合时缝合技术粗糙所致，常发生于静脉腔内瓣膜修复成形术和静脉段移位术和移植术后。

（二）加压治疗

加压治疗是保守治疗的主要方法。各种压力的弹力袜、弹力绷带及间歇性充气加压等均可有效压迫下肢静脉，增加肌泵功能，增加静脉回流量，减少下肢静脉淤滞量，改善静脉瓣膜功能。瓣膜修复成形术后的患肢也可采用弹力袜等加压治疗措施，有助于改善静脉瓣膜功能。

参考文献

[1]任登先.内科学.北京：人民卫生出版社，2008.

[2]孙明.内科治疗学.北京：人民卫生出版社，2010.

[3]杜闻博.消化系统疾病内科诊治[M].北京：科学技术文献出版社，2019.

[4]王茂德.神经外科手册.北京：科学技术出版社，2008.

[5]陈焕朝，甘宁.乳腺癌的治疗与康复[M].武汉：湖北科学技术出版社，2016.

[6]李南林，凌瑞.普通外科诊疗检查技术[M].北京：科学出版社，2016.

[7]张延龄，吴肇汉.实用外科学[M].北京：人民卫生出版社，2016.

[8]杨牟，张居文.血管外科技术临床精粹[M].北京：人民卫生出版社，2016.